大展好書　好書大展
品嘗好書　冠群可期

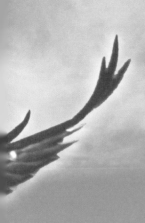

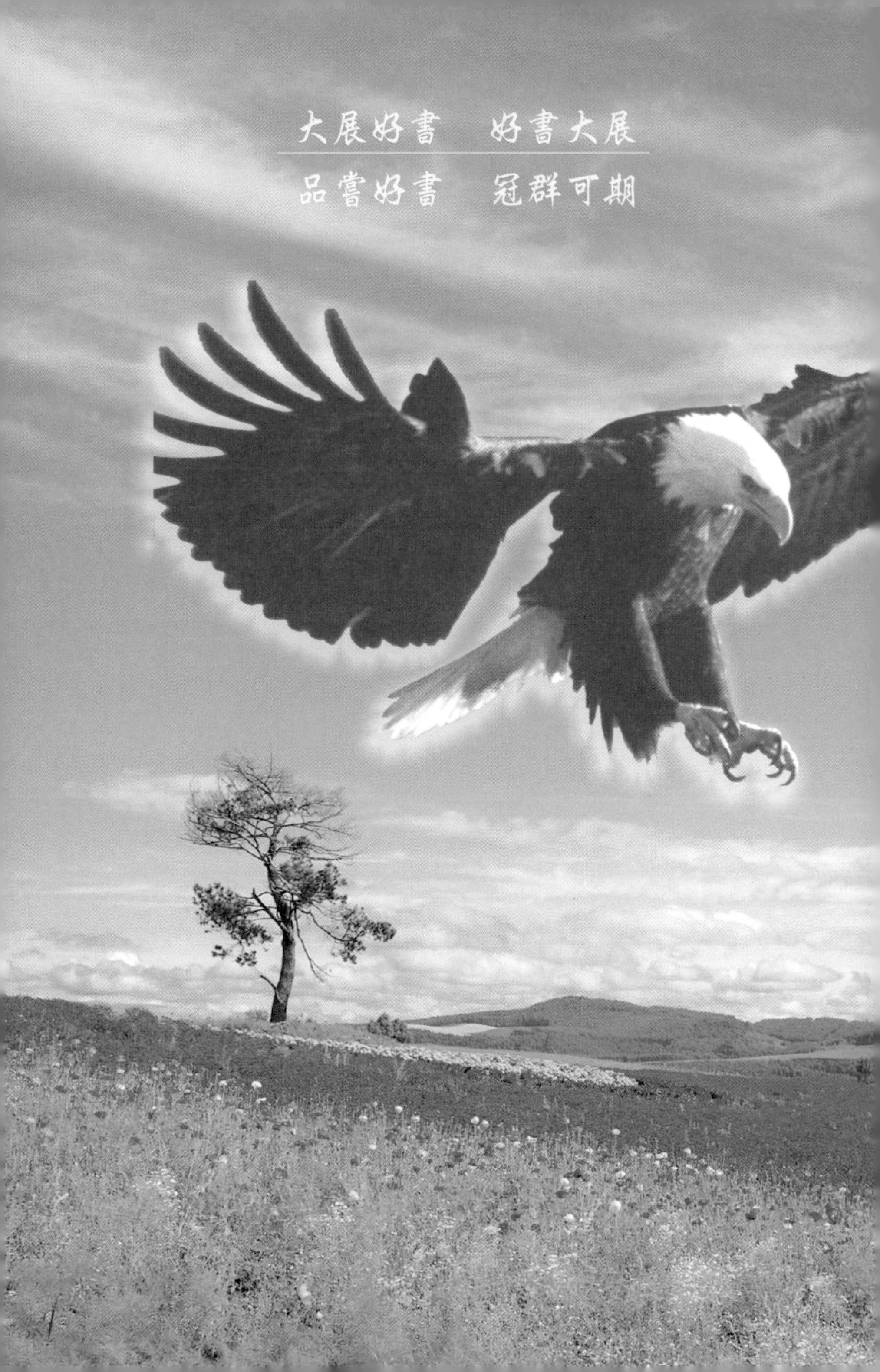
大展好書　好書大展
品嘗好書　冠群可期

健康加油站8

高血糖值健康診療

後藤由夫
奈良昌治 著

李久霖 譯

大展出版社有限公司

前言

雖然經由健康檢查診斷血糖值較高，但是，因為沒有出現任何的自覺症狀，所以，很多人仍不以為意。然而，藉著血糖值能夠了解是否罹患糖尿病或快要罹患糖尿病。

日本的糖尿病患者約六九〇萬人，而糖尿病後備軍為六八〇萬人。目前堪稱飽食時代，現代人有飲食過多和飲食歐美化的傾向，而且因為交通工具發達，開車的人口增加，平常走路的機會減少、運動不足，這些都是造成糖尿病患者及其後備軍增加的原因。

糖尿病患者只要改善生活習慣、控制血糖，就能夠過著與健康人一樣的生活。但是，糖尿病也是難以完全治癒的疾病，而且容易引起併發症，必須藉著食物療法、運動療法、藥物療法等加以治療。

糖尿病後備軍的人只要改善生活習慣，就能夠恢復正常的血糖值。本書具體介紹簡便的生活習慣改善法。從今天開始，就從能力可及的部分先做起吧！

目錄

第2章 為了預防應該要了解的糖尿病基本知識

第3章 如何才能夠恢復正常值

第1章

何謂血糖值

何謂「血糖值較高」

雖然經由健康檢查醫師診斷「血糖值較高」，但是，又有多少人了解這代表著「要小心罹患糖尿病」的意思。糖尿病是無可挽回的疾病，在血糖值較高時就要妥善處理。

☆經由血液檢查得知罹患糖尿病及其之前的狀態

糖尿病就是尿中出現糖的疾病，很多人都以為它是與尿有關的疾病。

由胰臟分泌的荷爾蒙胰島素作用不足，持續出現高血糖狀態，這就是糖尿病。因此，它並不是一種尿的疾病，而應該是血液的疾病，其結果是在尿中出現糖。

現在由於檢查方法發達，即使尿中尚未出現糖，也能夠診斷出罹患糖尿病。那就是血糖值檢查。血糖值是指血中所含的葡萄糖的濃度，以mg／dℓ的單位表示一dℓ中到底含有幾mg的葡萄糖。

正確測量血糖值，就能夠知道是否罹患了糖尿病，甚至可以掌握即將罹患糖尿病之前的狀態。

☆醫師說「血糖值較高」就是提出快要罹患糖尿病的警訊

血糖值比健康人更高，但是再配合其他的徵兆來看，還算不上是糖尿病——這個狀態稱為「血糖值較高」或「血糖異常值」。

罹患糖尿病後，就無法再回到「不是糖尿病」的狀態。要以運動和改善飲食為主，避免症狀惡化。這是必須要與其終生共處的疾病。

「血糖值較高」是糖尿病的

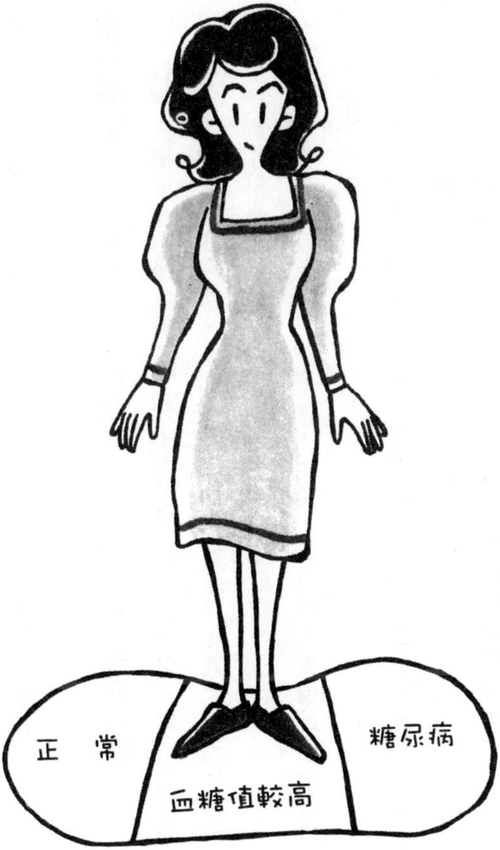

警訊。在這種程度進行處理，或許能夠恢復到正常範圍。

❗健康人一dℓ的血液中有九十～一一〇mg的葡萄糖

健康人攝取食物後血糖值上升，大約經過二小時後，會回到飯前的血糖值。

健康人的飯前血糖值，亦即空腹時血糖值應該是九十～一一〇mg／dℓ。只要測量這個數值，就能夠了解是否罹患糖尿病或高明的控制血糖。

並不存在使血糖值上升的原因，但是，空腹時血糖值超過一二六mg／dℓ時，就可以診斷是罹患糖尿病。

不需要特別決定測量時刻來測量血糖值，稱為偶然血糖值。這個數值超過二〇〇mg／dℓ時，就可以診斷疑似糖尿病。

但是，只測量一次血糖值，並不能夠立刻診斷為糖尿病。

因為即使空腹時血糖值在一二六mg／dℓ以下，但飯後血糖值可能異常升高，且升高的狀態一直持續著。

為了進行正確的診斷，要進行葡萄糖耐量試驗。亦即飲用七十五克的葡萄糖，每隔三十分鐘或一個小時測量血糖值，持續測量二～三小時來進行診斷。

將結果製成圖表，合併患者的飲食生活等加以檢討，進行綜合的診斷。

糖尿病的篩檢

進行一般的尿糖檢查，估計血糖值，就能進行糖尿病或糖尿病前期狀態的檢查。疑似糖尿病時，要進行血糖檢查、葡萄糖耐量試驗等正確的診斷。

☆首先要接受尿糖檢查，進行篩檢

只要接受定期健康檢查的一般檢查，就可以知道是否罹患糖尿病。所進行的是尿糖檢查。

健康人的尿中不會出現糖，但是罹患糖尿病時，血中充斥葡萄糖，葡萄糖過剩而在體內未被消耗掉時，就會摻雜在尿中，成為尿糖排出體外。

因此，只要檢查尿，就能夠間接的了解血糖的狀態。

市面上有販賣檢查尿糖用的試紙，任何人都能夠輕易的測得尿糖。

不過，沒有尿糖，並不表示沒有罹患糖尿病或糖尿病已經改善、高明的控制血糖。

因為血糖值超過一七〇mg／dℓ以上時，試紙才會呈現陽性反應，但也會出現另外的情況，要注意。

☆飯後二～三小時容易出現尿糖

尿糖出現的方式受到飲食極大的影響。飯後二～三小時採尿，尿中最容易出現糖，空腹時不易出現糖。所以，採尿的時機也會使得結果截然不同。想要早期發現糖尿病，就應該在飯後進行糖尿檢查。

但有如下的例外情況。

①糖尿病患者在空腹時血糖不到一七〇mg／dℓ。

②高齡者腎功能減退，即使血糖值超過一七〇mg／dℓ，卻不會出現尿糖。

③腎性尿糖的人中，有些人天生就容易出現尿糖。

④持續承受強大的壓力或飲食生活不規律，尿中會暫時出現糖。

尿糖檢查只不過是估計血糖值的篩檢而已。

進行這個檢查而得知尿中出現糖之後，醫師會指示你「需要再度接受檢查」。

因此，即使身體沒什麼異狀，也必須再度接受檢查。

❗出現尿糖不見得就是罹患糖尿病

尿糖檢查是藉由出現在尿中的糖分來推測血糖狀態的方法。包括「定性檢查」和「定量檢查」二種。

定性檢查可以利用浸泡在尿中的市售試紙來進行，有助於自我管理。高血糖狀態會在飯後三十分鐘左右反映在尿中，所以，早餐後二小時採尿最適當。

定量檢查是採集一日份的尿來調查糖量的方法，將收集的尿帶到醫院，請院方進行調查。

尿糖檢查具有受檢者不會承受任何負擔的優點，但是，測定的精準度有限。其中的一個缺失，就是無法直接測量血糖值。

另外一點是，即使出現尿糖，但也不能就此斷定罹患糖尿病。

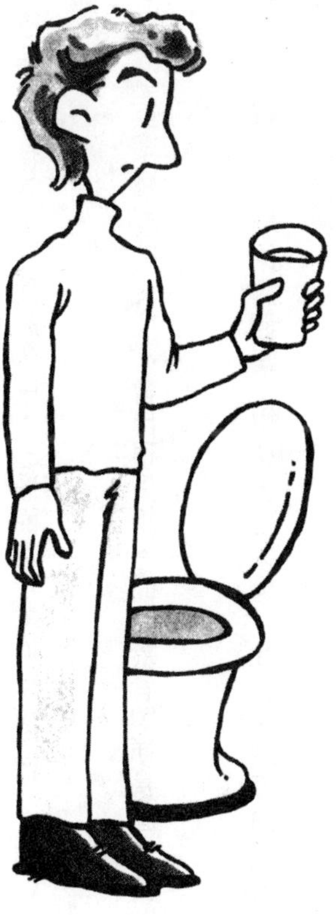

當血糖量超過一定的界限時，尿糖就會充斥於尿中。一般而言，當血糖值高達一六〇～一七〇mg／dℓ時，就會出現尿糖。

但是，這個界限值具有個人差異，輕症時可能不會出現尿糖。而高齡者即使是高血糖，也不一定會出現尿糖。

孕婦或因為胃潰瘍而切除胃之後，與糖尿病無關，也會出現尿糖。此外，就算血糖值正常，但有些人卻因為體質因素而尿中出現糖。

因此，尿糖檢查的結果，只能夠當成診斷糖尿病的有力判斷基準，卻不能夠就此診斷罹患糖尿病。

出現尿糖時就要再度接受檢查

經由尿糖檢查發現可疑點時，需要再度接受檢查。抽血直接調查血中的葡萄糖濃度，進行血糖檢查。

☆判斷是否因為高血糖而出現尿糖的血糖檢查

尿中出現糖時，要進行血糖檢查，判斷是否因為高血糖（糖尿病）而引起。

血糖檢查是抽血直接測量血糖值。測得的是抽血時的瞬間值。

一般是在不吃早餐的空腹狀態下進行檢查，稱為空腹時血糖，七十～一〇九mg／dℓ為正常值。

檢查值超過一二六mg／dℓ時，就疑似罹患糖尿病。

沒有特別決定時間所測得的血糖值，稱為偶然血糖值。超過二〇〇mg／dℓ時，則極可能罹患了糖尿病。

飯後一小時，不到一四〇mg／dℓ為正常值。

血糖正常值	
空腹時血糖	70～109mg／dℓ
飯後1小時血糖	140mg／dℓ不到

☆葡萄糖耐量試驗（GTT）

經由尿糖和血糖檢查出現可疑的結果，就要繼續進行葡萄糖耐量試驗。這是診斷糖尿病不可或缺的基本檢查。

檢查當天，不吃早餐。檢查前將七十五克的葡萄糖溶於水中喝下，一小時、二小時後測定血糖值，並基於WHO（世界衛生組織）的建議來進行診斷。由血糖值的變動狀態來判定是屬於正常範圍、邊界範圍或糖尿病範圍。

血糖值容易變動，如果一次的檢查數值顯示糖尿病範圍，那麼，數日後再進行檢查，有可能會變成邊界範圍或正常範圍。

第一次出現輕症時，就要進行第二次的檢查，若二次都屬糖尿病範圍，就可以確定罹患糖尿病。

☆診斷糖尿病的新標準

進行葡萄糖耐量試驗時，一小時、二小時後的數值都在二〇〇mg／dℓ以上，或空腹時為一二六mg／dℓ以上，診斷為糖尿病範圍，出現併發症的可能性很高。

檢查之際，每小時都要檢查尿糖，將其結果也一併當成診斷的參考。例如，血糖值為一七〇mg／dℓ以下、尿糖為陽性（＋）時，可能不是糖尿病而是腎臟方面的疾病。

葡萄糖耐量試驗是在血糖值明顯升高的情況下進行的。高血糖可能會引起昏睡。

要在空腹時測定血糖值來進行檢查的理由

健康人一公升的血液中約含有一克的葡萄糖。進食後，血中的葡萄糖濃度（血糖值）會暫時上升，二小時後恢復原狀。

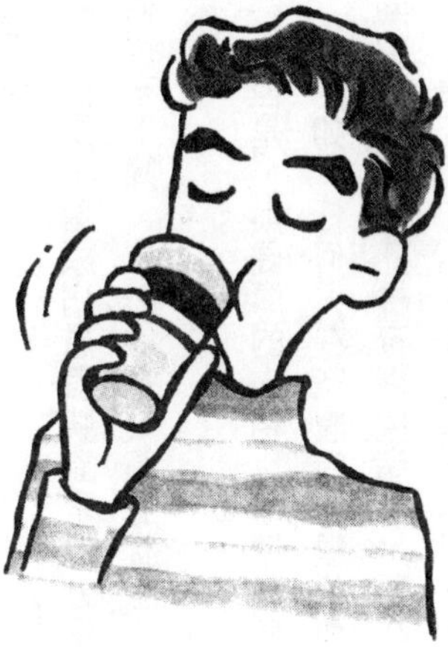

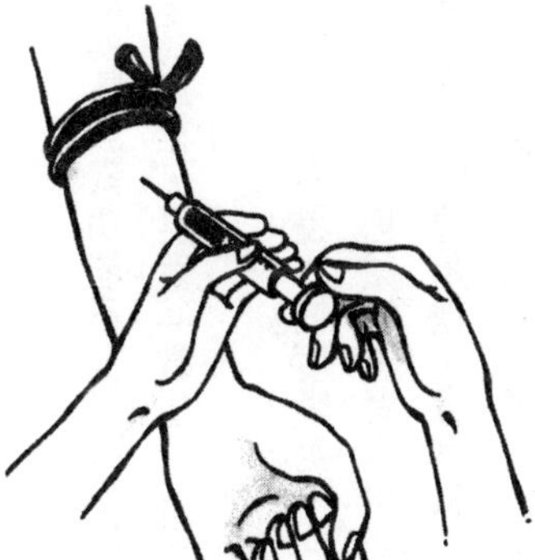

胰臟分泌胰島素，可以促進糖的利用或貯存，降低

血糖值。

但是，糖尿病患者胰島素的分泌量不足或胰島素功能不良，即使飯後過了二小時，血糖值也未下降，依然維持較高的狀態，這就是高血糖。測定其數值，就可以調查是否罹患了糖尿病。

但是，與健康的人相比，糖尿病患者的血糖值容易大幅度變動。

例如，任何人在空腹時血糖值都會下降，但是，糖尿病患者也可能會下降到與健康人相同的程度。因此檢查糖尿病時，要在一定條件下進行葡萄糖耐量測試（GTT）。

健康人二小時後血糖值不到一四〇mg／dℓ，但是，糖尿病患者缺乏胰島素，故血糖值無法下降。

飲用葡萄糖經過二小時以後，血糖值超過二〇〇mg／dℓ以上時，就可以診斷罹患糖尿病。

除了血糖值之外，每隔一小時還要檢查尿糖。若血糖值低於一四〇mg／dℓ但尿糖呈現陽性時，則可能是罹患腎性糖尿病。

❗新診斷標準的判定法

①空腹時不到一一〇mg／dℓ、二小時值不到一四〇mg／dℓ，就是正常範圍。

②空腹時為一一〇mg／dℓ以上、不到一二六mg／dℓ，二小時值為一四〇mg／dℓ以上、不到二〇〇mg／dℓ，就是「邊界範圍」。

③空腹時為一二六mg／dℓ以上、二小時值為二〇〇mg／dℓ以上，則是「糖尿病範圍」。

糖尿病的診斷標準

空腹時血糖值及75克葡萄糖耐量試驗2小時後血糖值可當成判斷糖尿病的標準

（1999年，日本糖尿病學會）

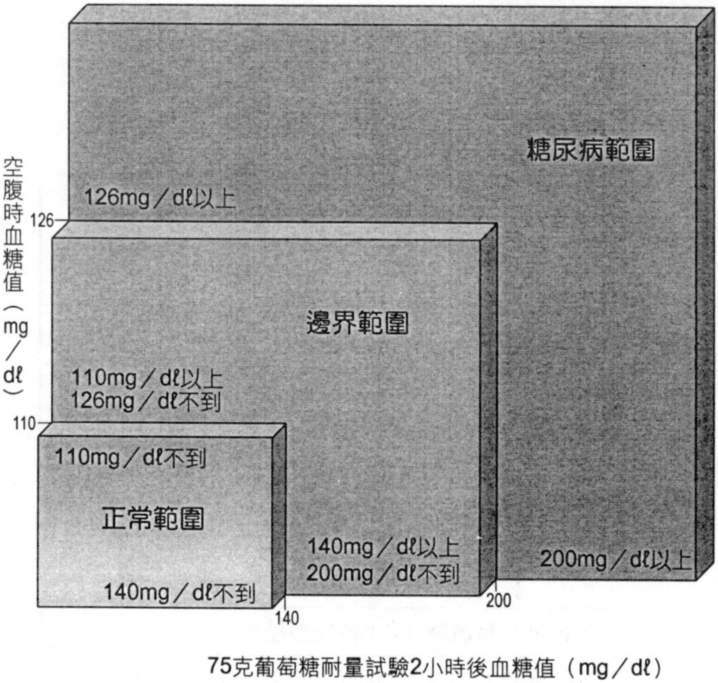

即不屬於「正常範圍」也不屬於「糖尿病範圍」的，就稱為「邊界範圍」。

COLUMN

診斷糖尿病的檢查流程

定期健康檢查的一般檢查項目中包含糖尿檢查，從這個檢查開始，經過再檢查時所接受的葡萄糖耐量試驗到判斷是否為糖尿病的檢查流程如下。

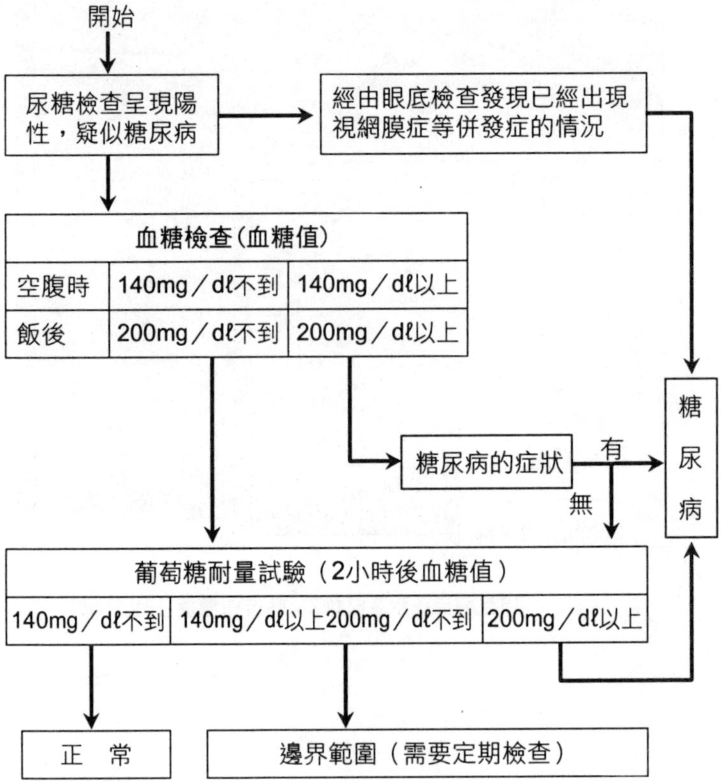

基於老人保健法的糖尿病健康檢查

以40歲以上的人為對象，制定老人保健法，進行基本健康檢查。從1996年度開始，一定要進行尿糖與血糖檢查。疑似糖尿病時，要實施HbA1c（糖血紅蛋白檢查）檢查。

流程如圖所示。

血糖檢查(血糖值)			
空腹時	110mg／dℓ不到	110mg／dℓ以上140mg／dℓ不到	140mg／dℓ以上
偶　然	140mg／dℓ不到	140mg／dℓ以上200mg／dℓ	200mg／dℓ以上

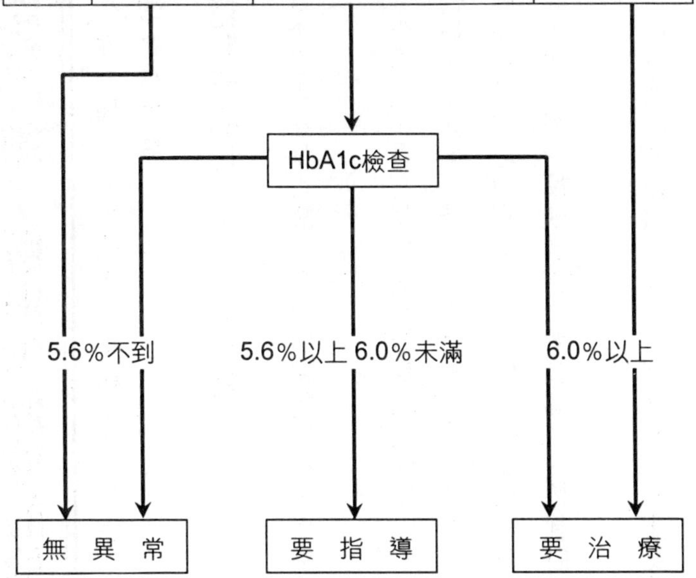

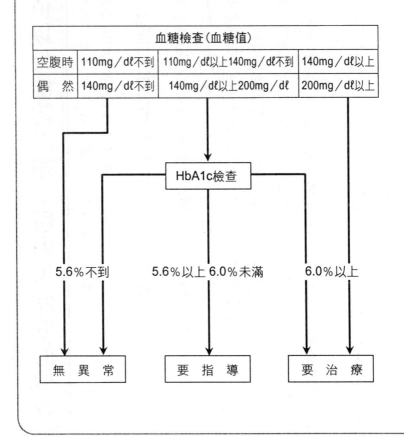

除了血糖值以外能夠詳細了解血糖狀態的檢查

除了血糖值之外，還有其他能夠顯示血糖狀態的指標。藉由這些檢查，能夠掌握比血糖值檢查更詳細的血糖狀態。

☆顯示過去一～二個月內血糖狀態的HbA1c檢查

HbA1c（糖血紅蛋白）檢查是判斷是否順利控制血糖的指標，也是最近備受矚目並加以利用的檢查。

血紅蛋白是在紅血球內的色素蛋白質，具有將氧送達全身細胞的作用。

當血糖值升高時，血中的葡萄糖與血紅蛋白結合，就變成了糖血紅蛋白。

一旦生成糖血紅蛋白後，在紅血球滅亡之前它都不會消失。紅血球約有四個月的壽命，檢查糖血紅蛋白的濃度，就可以得到反映過去一～二個月內控制血糖的狀態及平均血糖值的數值。

正常值為五・六（％）以下，糖尿病患者在六・五（％）以下時，就表示血糖控制良好。

☆顯示過去一～二週內血糖狀態的果糖胺檢查等

果糖胺是血中蛋白質與葡萄糖結合而生成的物質。調查其量，就能夠間接掌握在血中增加的葡萄糖量，這就是果糖胺檢查。正常值為二〇〇～二八五μmol／ℓ。

白蛋白是血中蛋白質的主要成分。調查白蛋白與葡萄糖結合的比例，就是糖原白蛋白檢查。正常值一二・四～一六・三%。

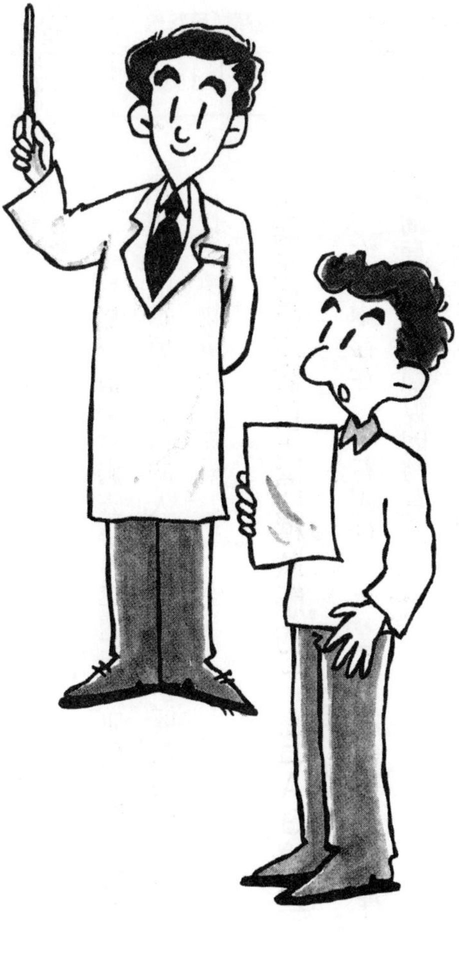

	正常	糖尿病患者			
		優	良	可	不可
HbA1c (%)	4.0～5.6	6.0 以下	6.1～6.5	6.6～8.0	8.1 以上
果糖胺 (μmol／ℓ)	200～285	285 以下	286～310	311～400	401 以上
糖原白蛋白 (%)	12.4～16.3	數值較高時，判斷為持續出現高血糖狀態。			
1.5AG檢查 (μg／mℓ)	14.0 以上	14.0 以上	10.0～13.9	3.0～9.9	3.0 以下

這些檢查值顯示過去一～二週內的血糖狀態。反覆出現低血糖與高血糖的人，藉此可以了解控制血糖的情況以及藥物療法的效果。

☆顯示最近數日內血糖狀態的一．五AG檢查

在血中存在一．五AG（一．五脫水山梨醇）這種與葡萄糖十分類似的物質。

調查其量，就能夠掌握最近數日內的血糖狀態。這個檢查稱為一．五AG檢查。

血糖正常值為一四μg／mℓ以上，大致維持穩定值。當尿糖排出時，這個數值會減少。在調查血糖控制狀態的檢查中，這是唯一數值越高越好的檢查。

具有會敏感反應比較輕度的高血糖的特徵，也可以算是能夠在較早時期得知「血糖值較高」狀態的檢查。

COLUMN

調查糖尿病的主要檢查

檢查項目	正常值或標準值
尿糖	正常值＝陰性(－)、定量檢查＝1日為100mg以下
血糖	空腹時＝70～109mg／dℓ 飯後1小時＝140mg／dℓ不到
糖血紅蛋白（HbA1c）檢查	正常值＝4.0～5.6%
葡萄糖耐量試驗	正常值＝空腹時110mg／dℓ不到 2小時後＝140mg／dℓ不到
果糖胺（FRA）檢查	正常值＝200～285μmol／ℓ
糖原白蛋白檢查	正常值＝12.4～16.3%
1.5脫水山梨醇（1.5AG）檢查	正常值＝14.0μg／dℓ以上
尿酮體檢查	正常值＝陰性（－）
血中胰島素檢查	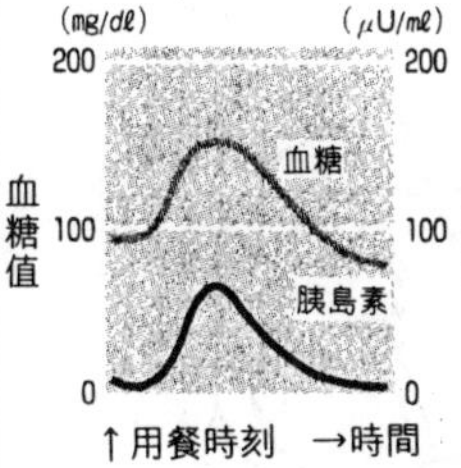 正常人的變化 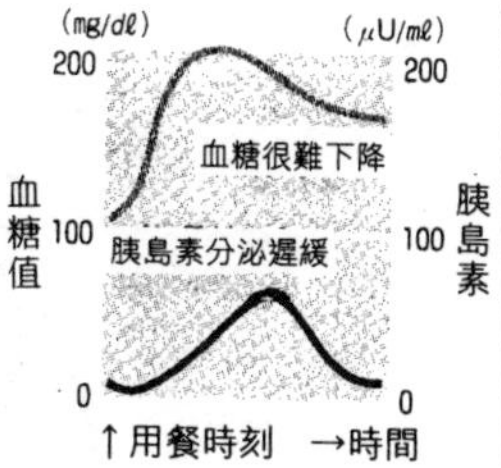 2型糖尿病患者的變化

調查糖尿病併發症的主要檢查

檢查項目	正常值或標準值、檢查目的
眼底檢查	診斷視網膜的血管狀態
血中脂質(膽固醇、中性脂肪)檢查	標準值＝總膽固醇（TC）：140～200mg／dℓ 標準值＝LDL 膽固醇：60～140mg／dℓ
尿蛋白	正常值＝定性檢查：陰性（－） 定量檢查：1天為100mg以下
尿中微量白蛋白	正常值＝1天為30mg以下
胸部X光	診斷肺或心臟等的狀態
腹部超音波檢查	利用監控畫面診斷肝臟、膽囊、胰臟、腎臟等的情況
心電圖檢查	診斷是否存在心律不整、缺血性心臟病等心臟的異常
腎功能檢查	調查是否有腎功能障礙 （例）尿素氮（BUN）的標準值＝8～20㎎/dℓ
神經功能檢查	調查是否有神經障礙

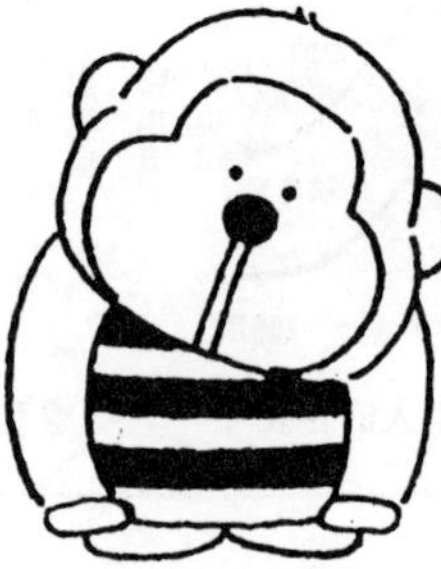

血糖是指溶於血中的葡萄糖

經由飲食攝取到的醣類，為了在體內成為活躍的熱量來源，因此要變成葡萄糖。血糖就是指血中的葡萄糖。

☆成為活動熱量來源的葡萄糖

我們藉著消化、吸收食物，得到能夠維持生命以及活動的熱量。食物中的營養素有很多，代表性的是醣類、脂質、蛋白質，稱為三大營養素。其中成為熱量來源、使用最多的就是醣類。在飯、麵包與麵類中含量較多的澱粉、水果中含量較多的果糖、點心中含量較多的砂糖等都是。

經由口攝取到的醣類，在胃腸被消化，分解為葡萄糖等小單位之後，由小腸吸收，通過營養血管門脈送達肝臟。送到肝臟的葡萄糖依照以下的方式被利用、貯藏。

①釋出到血液中，在肌肉組織成為熱量利用。

②成為肝糖貯藏在肝臟。

③多餘的葡萄糖則被送到脂肪組織，變成脂肪貯藏起來。

☆血中葡萄糖大致維持穩定的濃度

血中葡萄糖（血糖）的數值在空腹時較低、飯後較高。

健康人藉著飲食等使得血中葡萄糖增加，這時，葡萄糖就會被吸收到肌肉等細胞中。相反的，當血中葡萄糖被消耗掉時，貯藏在肝臟內的肝糖會再度分解為葡萄糖，釋出到血液中，讓身體利用。

為了隨時保有生命活動所需要的熱量，血糖值擁有維持在一定的範圍內、小幅度變動的構造，就好像體溫能夠保持穩定一樣。

如果糖代謝無法順暢進行、血糖值無法保持穩定，那麼，生命也就無法維持。

❗糖尿病的「糖」是指葡萄糖

糖尿病的「糖」是指葡萄糖。英文是Glucose，在說明糖尿病時經常會使用到，所以請大家記住這個英文字。

糖尿病患者為了防止血糖值急速下降、維持低血糖等緊急事態，因此，要隨身攜帶方糖或糖果等。

但是，效果最快的就是葡萄糖。葡萄糖幾乎沒有甜味，故無法被用來製成點心，但在運動器材店卻有販賣用來補給熱量的切片葡萄糖。

就相同的意義而言，運動飲料中也含有葡萄糖，所以不妨事先準備，當成低血糖對策來利用。

食品中的醣類變成葡萄糖的構造

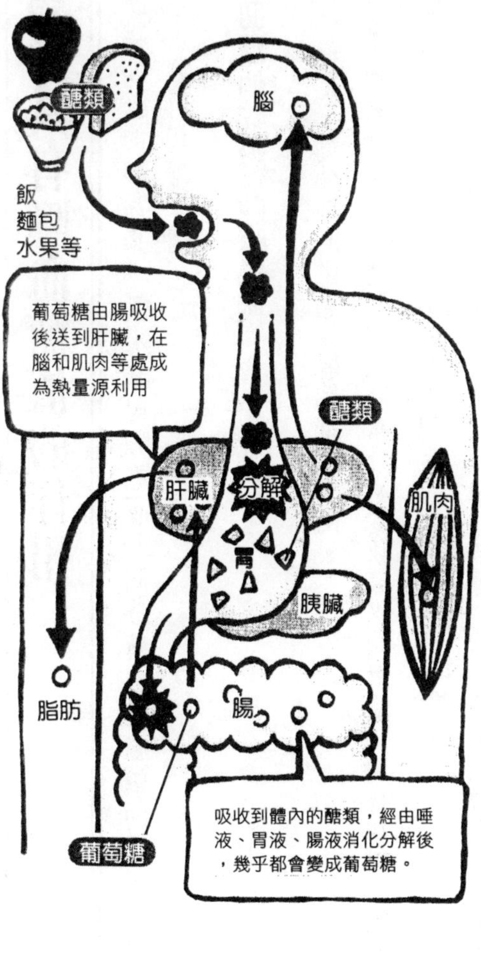

胰島素具有降血糖值的作用

由胰臟分泌的胰島素，具有讓醣類在胃和腸分解成葡萄糖的作用。分泌量不足時，會引起糖尿病。

☆掌控血糖值關鍵的胰島素

血糖值穩定，葡萄糖的供需就能夠維持平衡。

控制這個重要系統的，就是由胰島素分泌的胰島素荷爾蒙。具有在胃、腸促進醣類分解為葡萄糖並將其送達細胞的作用。

胰島素的分泌量或功能不足、持續出現血糖較高的狀態時，就會引起糖尿病。

控制血糖值，最重要的就是在肝臟轉換葡萄糖和肝糖與在肌肉和脂肪細胞吸收的葡萄糖的作用要同時進行。

控制這些作用的，就是各種荷爾蒙。由胰臟分泌的增血糖素、由腎臟腺髓質分泌的腎上腺素、由下垂體分泌的生長激素、由腎上腺皮質分泌的腎上腺皮質激素、胰臟分泌的胰島素等都是。

☆胰島素是唯一能夠降低血糖值的荷爾蒙

血中葡萄糖不足時，各種荷爾蒙就會發揮作用。以增血糖素為例，會藉著以下的作用使血糖值上升。

①將貯存在肝臟內的肝糖分解為葡萄糖，釋出到血液中。

②抑制肌肉利用葡萄糖。

③抑制胰島素的分泌。

在承受壓力時，會分泌腎上腺素，使得血糖值上升。腎上腺皮質激素或生長激素也具有使血糖值升高的作用。

當血糖值上升過度時，胰臟會分泌胰島素。

①抑制肝臟釋出新的葡萄糖。

②讓肌肉細胞和脂肪細胞吸收葡萄糖。

③促進在肝臟和肌肉的葡萄糖合成肝糖。

④抑制貯存在肝臟的肝糖分解為葡萄糖。

藉著這些作用，發揮降血糖的功能。

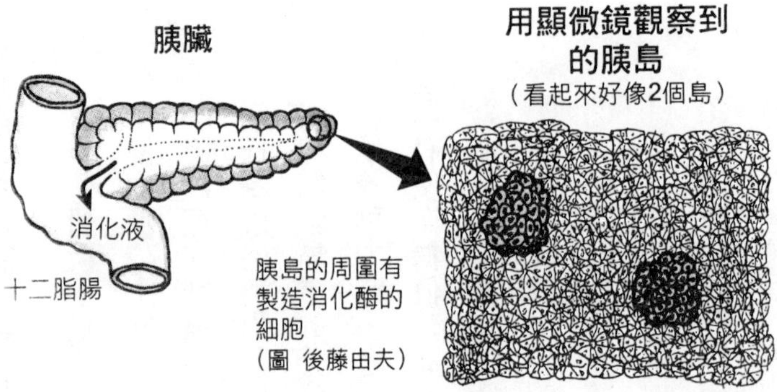

亦即胰島素是唯一能夠降血糖的荷爾蒙。當胰島素的分泌量不足或作用不順暢時，就無法利用葡萄糖，因此，血中的葡萄糖濃度（血糖值）會上升。這就是高血糖。持續出現高血糖的狀態，就會罹患糖尿病。

體內的島？胰島

在胰臟分泌荷爾蒙的細胞群看起來有如島嶼一般，於是根據發現者的名字而將其命名為朗格爾漢斯島（胰島）。

分泌胰島素的主角就是胰島中佔六十％左右的β細胞。β細胞的作用降低時，胰島素無法分泌，這就是1型糖尿病。胰島素的功能不良或分泌量減少，則是2型糖尿病。

次多的是佔二五％的α細胞，會分泌增血糖素。剩下的約十五％則是會分泌生長激素釋放抑制因子激素的δ細胞。

各種荷爾蒙各自發揮不同的作用，當胰島素功能減退時，影響會波及各處。

胰島素無法順暢發揮作用的原因

胰島素無法順暢的發揮作用，大致有二個原因。像國人的胰島素作用不足，多半是不良的生活習慣造成的。

☆自體免疫功能障礙與病毒感染造成的影響

胰島素無法順暢發揮作用的原因之一，就是製造胰臟的胰島素的β細胞遭到破壞，而幾乎無法分泌胰島素所致。這種情況稱為1型糖尿病（參見七十一～七十二頁）。

雖然無法特定出β細胞遭到破壞的原因，但可能是感染病毒而突然發病或病情急速惡化，亦即和免疫功能有關。

當病毒等的病原體侵入體內時，人體具備了能夠加以擊退、使其變得衰弱的免疫功能。

但是，當免疫功能發生異常時，就會產生原本不會攻擊自體組織卻對自己身體產生反應的抗體，因而破壞了胰臟的β細胞。

1型糖尿病發病的特徵，是以兒童和青年人佔壓倒性的多數，但是，有時在成人之後β細胞也會慢慢的遭到破壞而發病。

☆受到不良生活習慣影響的例子

胰島素無法順暢發揮作用的另一個原因，就是胰島素的分泌量不足或分泌時機較慢，就算分泌量足夠，也無法發揮作用（**胰島素抗性**較高）。

2型糖尿病就是這種情況（參見七十四～七十六頁）。國人長大成人後發病的糖尿病，多半是這種2型糖尿病。

生活習慣病之一的糖尿病，就是2型糖尿病。

胰島素的作用之一，就是讓肌肉細胞和脂肪細胞吸收血中的葡萄糖。但如果胰島素無法順暢的發揮作用，再加上飲食過量、運動不足、肥胖、壓力等因素，就會引起糖尿病。

除了1型和2型糖尿病之外，還有妊娠糖尿病（參見八十一～八十三頁）以及因為其他原因或疾病而發病的糖尿病（參見七十七～七十九頁）。

胰島素抗性……………………………………

一方面讓由肝臟製造出來的葡萄糖量減少，另一方面，促進葡萄糖的吸收，使其容易通過肌肉細胞膜——這就是胰島素的作用。

健康人為了發揮相同程度的胰島素作用，因此，需要維持遠超過健康人必要量的胰島素的量——這種狀態稱為胰島素抗性。

測量胰島素抗性經常使用的方法，就是固定葡萄糖法。

首先，持續將胰島素注入靜脈內，保持血中胰島素的一定程度。

另一方面，為了使血糖值固定在八十～一〇〇㎎／dℓ的範圍內，就要使用床邊型人工胰臟，將葡萄糖注入靜脈內。藉著葡萄糖的需要量，就能夠了解胰島素作用的程度。

注入健康人體內的葡萄糖，全都被吸收到肌肉細胞內，能夠維持穩定的血糖值。但是，如果將同樣的量注入2型糖尿病患者的體內，則無法全部被吸收，會殘留在血液中，使得血糖值上升。

像這樣，如果健康人能夠注入一〇〇克，則2型糖尿病患者只能注入七十克或三十克——亦即為了能夠吸收與健康人相同的量，因此，需要更多的胰島素。

這個差距越大，就可以判定胰島素的抗性越高。

2型糖尿病患者，其在肝臟的胰島素抗性主要是與空腹時的高血糖有關，而在肌肉細胞內的胰島素抗性則和飯後的高血糖有關。

血糖值在一天中會小幅度變動

血糖值在一天中會小幅度變動。健康人的變動幅度較小，高血糖患者的變動幅度較大，日內變動的情況不同。

☆飯後九十～一二〇分鐘內是血糖值上升的顛峰時段

進入血中的葡萄糖和送出的葡萄糖保持平衡時，就能夠維持穩定的血糖值（參見三十二頁）。

但實際上，在一天中血糖值會小幅度變動。

將血糖值的日內變動製成圖表後，就能夠一目瞭然。糖尿病患者和健康人會出現幾次相同的波形。

早上起床空腹時血糖值下降。而在早餐前九十～一二〇分鐘內下降到最低程度。

早餐後的九十～一二〇分鐘內血糖值開始上升，到了午餐前又下降，直到晚餐之前會反覆出現相同的波形。

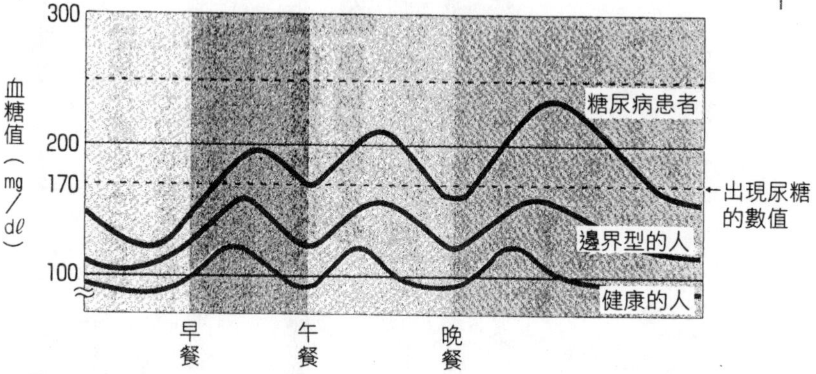

如上所述，血糖值會出現變動。因此，在什麼時候、什麼狀態下測量血糖值是重要的因素。

☆飯後升高的血糖值通常會再度下降

請參考上圖。

健康人飯後的血糖值會緩慢的上升、緩慢的下降。特徵是數值的高低幅度較小。

相對於此，糖尿病患者從飯後開始要花較長的時間才會使血糖值上升，而且會驟然大幅上升或很難下降，變動幅度極大。

這是因為胰島素分泌的時機較慢或功能不良，使得血糖值一直無法下降，或幾乎無法分泌胰島素，葡萄糖大量蓄積而使得血糖值上升。

❗不能夠只經由一次的血糖檢查就診斷為高血糖

肚子飢餓時的血糖值稱為空腹時血糖值。健康人早餐前的空腹時血糖值為九十～一〇九mg／dℓ。超過一二六mg／dℓ時，如果沒有特殊情況或條件，就可以診斷為罹患糖尿病。

沒有特別決定出測量時刻而測量的血糖值，稱為偶然血糖值。這個數值超過二〇〇mg／dℓ時，就疑似罹患糖尿病。

但是，不能夠僅憑一次的血糖測定就診斷為糖尿病。因為和健康人相比，糖尿病患者的血糖值會大幅變動。

例如空腹時，糖尿病患者的血糖值可能會和健康人一樣下降到正常範圍內。

此外，糖尿病是生活習慣病，所以，血糖值也會反映出飲食和生活、行動方式。

依病情的不同而有不同，但不可以只經由一次的檢查就確定罹患糖尿病，要反覆檢查幾次。

持續血糖值較高的狀態，會出現各種症狀

雖然血糖值很高，但是，在初期幾乎沒有自覺症狀。不過，症狀的確在不知不覺中進行著，所以不能置之不理。

☆尿中出現糖，尿量增加

血糖值持續出現較高的狀態時，成為熱量來源的葡萄糖無法被利用而充滿於血中。

結果，腎臟在過濾血液時原本應該再被吸收的葡萄糖卻無法被吸收而直接排到尿中，這就是尿糖。

而且，因為滲透壓的關係，全身細胞的水分被吸到血中，成為尿排泄掉，形成缺水狀態。大量排尿，當然無法確保原本身體需要的水分。

如此一來，就會刺激口渴中樞，出現口渴而

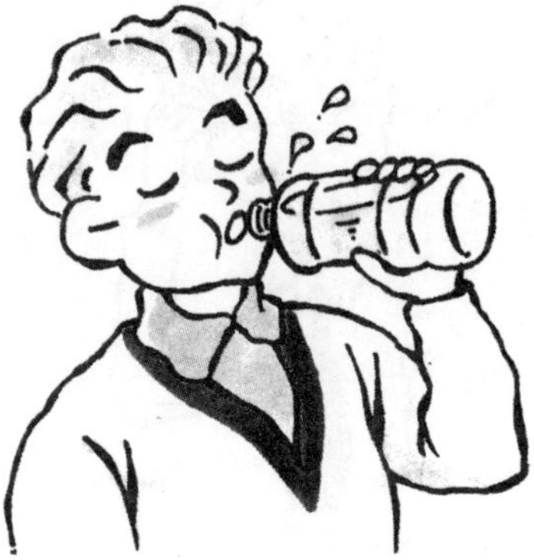

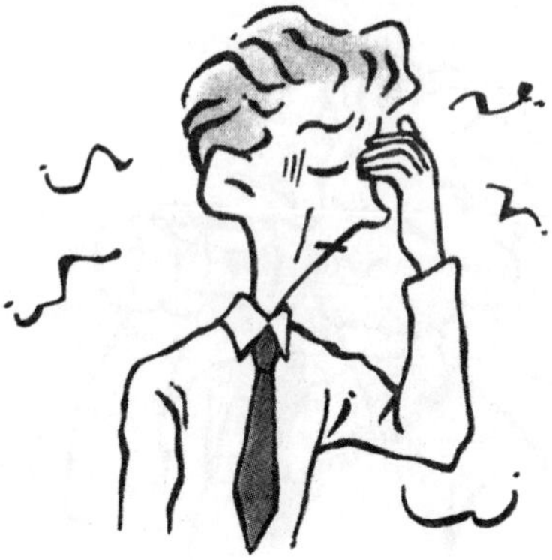

拚命喝水、頻頻排尿的現象。

☆全身倦怠，日益消瘦

葡萄糖無法被利用，熱量不足，會出現腳和全身的倦怠及無力感。

此外，葡萄糖無法當成熱量來源，所以，只好燃燒體脂肪當成熱量使用。結果，最初肥胖的人會慢慢變得消瘦。

☆欠缺對付病原菌的抵抗力

這時，全身細胞的功能減退，加速細胞老化，而且白血球、淋巴球的功能減退，防禦功能下降，因此容易感染疾病。

傷口容易化膿，皮膚病難以痊癒，牙周病變得更加嚴重，其理由就在於此。

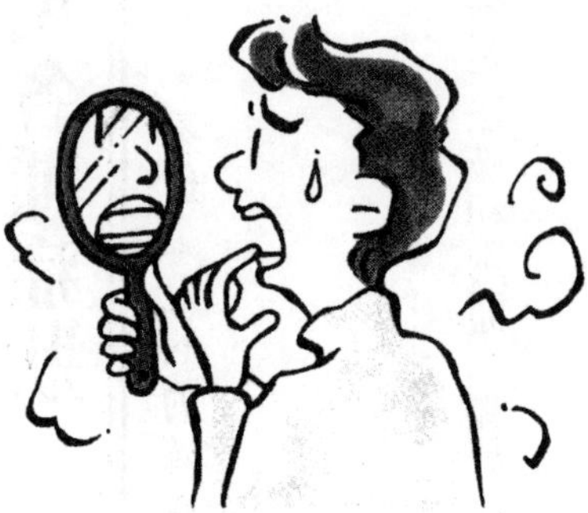

懷孕、生產時也會出現異常。

☆細小血管出現障礙

細小血管出現障礙的原因，在於引起如下的異常狀態。

●將營養送達神經的細小血管受到侵襲，知覺減退，手腳喪失感覺，出現發麻、神經痛、自律神經障礙等神經異常現象。

若繼續惡化時，從腳趾開始出現壞疽，甚至要切除。接著，切除部位從腳踝到膝，再從膝延伸到腰。

●眼睛的血管容易受損，出現青光眼、白內障等糖尿病性眼症，最後導致失明。

●腎功能受損，細小血管聚集的腎臟的腎小球功能減退，出現浮腫、頭痛、噁心、嘔吐等症狀。

繼續惡化時，必須利用人工透析的方式來取代腎功能。

●出現下痢、排尿不順、男性性慾減退、生理不順、無月經等現象。

☆長年持續高血糖狀態會出現併發症

糖尿病是會引起併發症的疾病。前面已經提及，長年持續出現高血糖狀態時，不光是神經、眼睛、腎功能會出現障礙，甚至會因為動脈硬化而引起腦中風、心肌梗塞等嚴重的疾病。

尤其眼睛看不清楚、有失明之虞的糖尿病性視網膜症，以及腎臟將身體所需要的物質都予以捨棄的糖尿病性腎症，還有疼痛、感覺麻痺等糖尿病性神經障礙的罹患率會提升，這些稱為糖尿病的三大併發症。

而牙周病和前述的壞疽等也算是併發症。

如何抑制這些併發症，則是糖尿病對策的關鍵。

❗葡萄糖與蛋白質結合就是「糖化作用」

葡萄糖具有和蛋白質結合的性質。經常接觸血中葡萄糖的身體的蛋白質，在血糖值較高時，容易和葡萄糖結合。

葡萄糖和蛋白質結合，稱為「糖化作用」，然後會生成終端糖化物質（ＡＧＥ）。這個

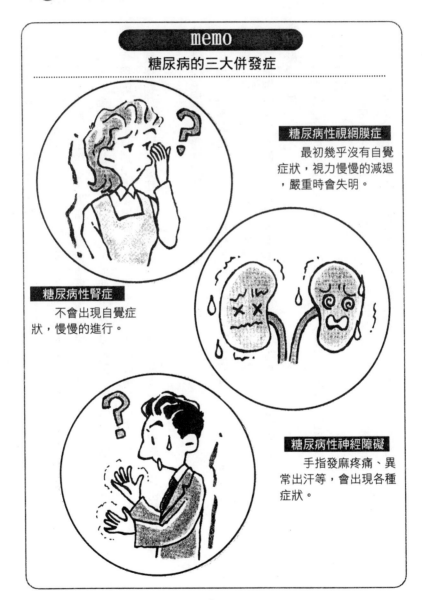

memo

糖尿病的三大併發症

糖尿病性視網膜症

最初幾乎沒有自覺症狀，視力慢慢的減退，嚴重時會失明。

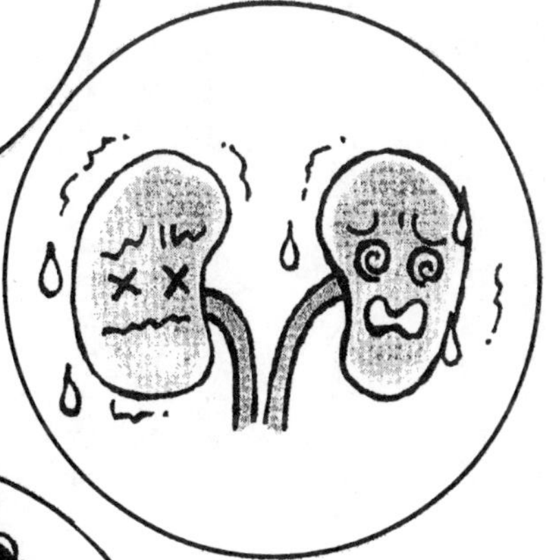

糖尿病性腎症

不會出現自覺症狀，慢慢的進行。

糖尿病性神經障礙

手指發麻疼痛、異常出汗等，會出現各種症狀。

物質會損害神經、視網膜和腎臟，促進動脈硬化的進行。

血中的葡萄糖濃度（血糖值）越高，則葡萄糖和身體的蛋白質結合的量就會增加。持續進行糖化作用時，細胞發生異常，就會陸續出現糖尿病的併發症。

但是，細胞每天都會更新，因此，並非所有的臟器都會持續出現糖化作用。較容易引起糖化作用的，則是神經組織和眼睛的晶狀體等細胞替換較慢的組織。

罹患糖尿病時，併發症就是糖尿病神經障礙，接著就會出現白內障，理由就在於此。

糖化指標糖血紅蛋白A1c（HbA1c）

所幸，身體具備了去除因為糖化作用而生成的有害物質的系統。但隨著增齡，這個功能會減退。此外，促進糖化作用進行的原因之一就是糖尿病。

高血糖與高齡會使得糖化物質蓄積，身體各種功能減退，動脈硬化及各種功能減退，加速障礙的出現。

與此關係密切的，就是糖尿病血液檢查中為人所熟悉的糖血紅蛋白A1c（HbA1c）這種物質。

糖血紅蛋白A1c是葡萄糖和紅血球中血色素的血紅蛋白結合而生成的物質。

這數值成為控制血糖指標的標準。藉此數值就能夠了解體內糖化的情況。

COLUMN

檢查是否有符合的項目

有符合本頁症狀的人，也許糖尿病正在進行中，要注意。

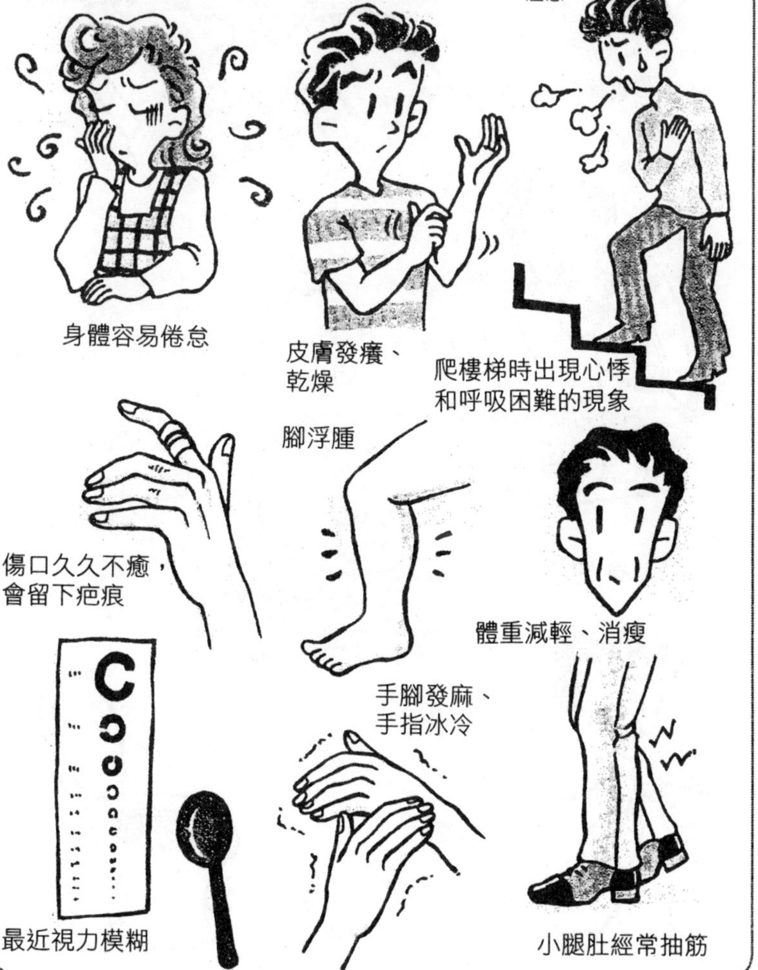

身體容易倦怠
皮膚發癢、乾燥
爬樓梯時出現心悸和呼吸困難的現象
腳浮腫
傷口久久不癒，會留下疤痕
體重減輕、消瘦
手腳發麻、手指冰冷
最近視力模糊
小腿肚經常抽筋

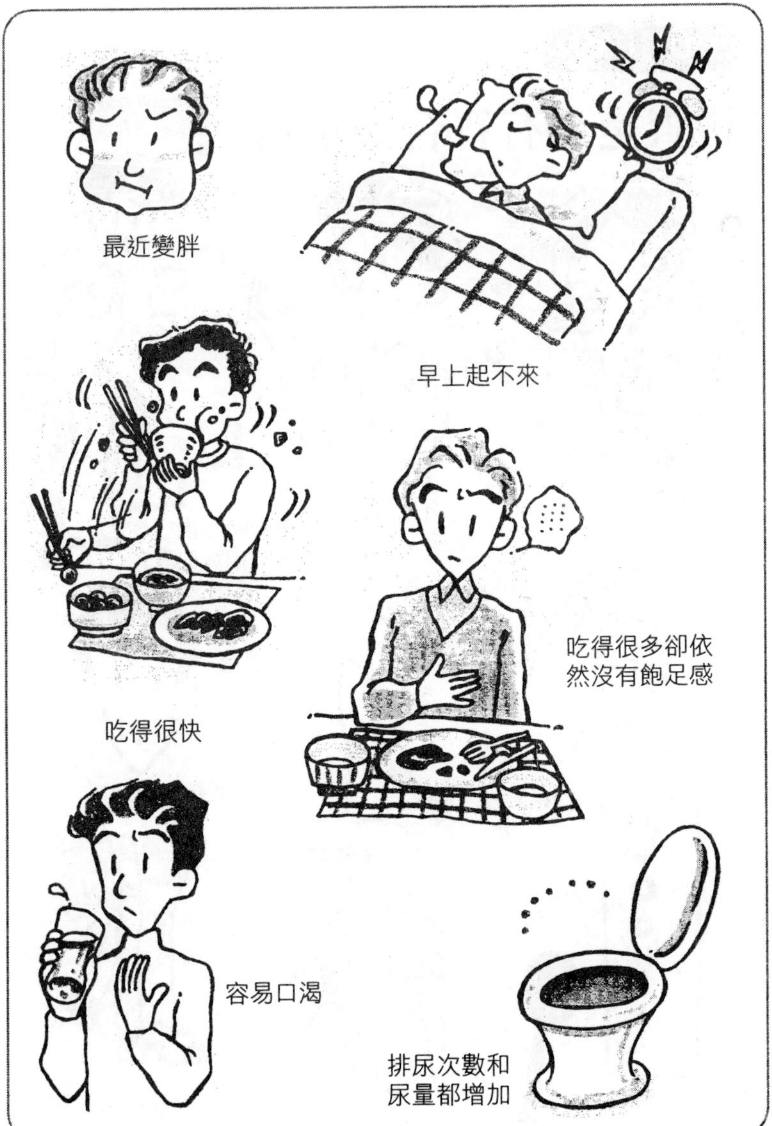
最近變胖
早上起不來
吃得很快
吃得很多卻依
然沒有飽足感
容易口渴
排尿次數和
尿量都增加

容易罹患糖尿病的形態

到醫院接受檢查時，醫師會詢問是否有糖尿病的家族歷。因為糖尿病會遺傳，但遺傳並非唯一的因素。

☆有糖尿病的家族歷也未必會罹患糖尿病

根據統計數字顯示，糖尿病患者的家人較容易罹患糖尿病。糖尿病的確是存在遺傳要素的疾病。

父母中有一人罹患糖尿病，則子女罹患糖尿病的機率為四十％，相當高。

但是，就算父母兩人或其中一人是糖尿病患者，其子女也未必一定會罹患糖尿病。

在體內無法製造胰島素、無法順利控制血糖，如果不從體外補充胰島素就無法維持生命的1型糖尿病，遺傳要素較強，因此，很多人誤以為糖尿病一定會遺傳。

但事實上，很多糖尿病的發病與父母是否罹患糖尿病完全無關。

☆容易引起糖尿病的生活習慣會傳承下來

不過，也的確存在遺傳的要素。雖然體內會製造出胰島素，但是，因為環境的要因，胰島素的作用減退，這時就會出現糖尿病。

這就是國人較多見的2型糖尿病。

原本就具有血糖容易過度增加的遺傳體質，再加上進食太多、運動不足、肥胖、壓力等要因時，就會引起2型糖尿病。

與其說原因在於遺傳，還不如說是容易引起糖尿病的生活習慣會代代相傳而造成的。

換言之，即使擁有容易罹患糖尿病的體質或家族歷，但只要避免進食太多、運動不足或壓力等，培養良好的生活習慣，就能夠預防糖尿病。

擁有血糖值較高的體質，的確可能成為糖尿病的後備軍，但是否徹底的改善生活習慣，將是能否遏止糖尿病進行的重要關鍵。

❶亞洲人生產或分泌胰島素的能力較弱

糖尿病本身並不算是具有強烈遺傳性的疾病，不過，也確實存在一些容易罹患糖尿病的體質（遺傳因素）。

和糖尿病發病有關的，就是胰臟的β細胞所製造出來的胰島素。

歐美人的糖尿病，幾乎都是胰島素的分泌過程中引起毛病而造成的。

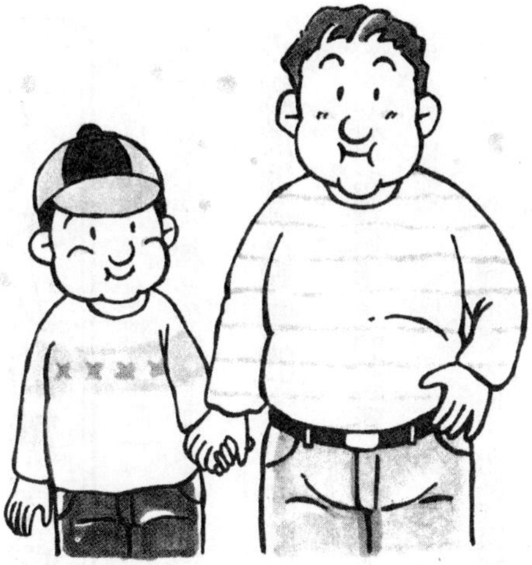

相對於此，國人及亞洲人的糖尿病，多半是胰臟的β細胞製造胰島素或釋出胰島素的功能較弱所造成的。

所以，有人認為在與胰臟的β細胞功能有關的基因中，可能存在著糖尿病基因。

現在，世界上的研究者正在積極的研究基因，全部基因的構造才剛被判定而已，關於功能方面，仍有很多不明白之處，因此，有待今後進一步的解析。

令人不安的糖尿病後備軍

被宣告「血糖值較高」的人，可以說是糖尿病後備軍。不能單純的認為「幸好不是糖尿病」而感到安心。罹患糖尿病的可能性很大，要注意。

☆屬於邊界範圍的人糖尿病的罹患率很高

若對照糖尿病的診斷標準，則血糖值介於糖尿病範圍和正常範圍之間的，就稱為邊界範圍（參見二十二頁～二十三頁），判定為**耐糖力障礙**。

糖尿病後備軍，是指血糖值屬於這個範圍的人。健康檢查時被宣告「血糖值較高」的人，就是糖尿病後備軍。

這種程度的血糖值，不會出現糖尿病特有的併發症，因此不將其視為是糖尿病。

但的確是容易罹患糖尿病的體質，若不改善生活，則在幾年內罹患糖尿病的機率相當高。這是經由統計數字得知的事實。

如果是糖尿病後備軍，就要注意以下幾點。

①改善不良的生活習慣。

強烈疑似罹患糖尿病的後備軍的估計值

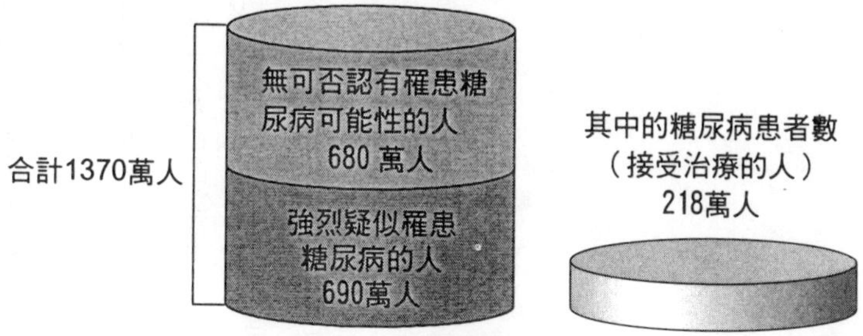

（參考資料：「糖尿病實態調查」1999年厚生省發行＝當時）

②定期接受健康檢查，有助於早期發現糖尿病、早期治療。

☆存在其他生活習慣病的可能性也很高

從一九五〇年～一九九九年為止的五十年內，日本的糖尿病患者數約增加了十倍。

現在日本的糖尿病患者約有七百萬人，包括糖尿病後備軍在內，人數更是多達二倍。

而且，這些糖尿病患者，九十五％以上都是屬於與生活習慣有密切關係的2型糖尿病。

因此，以飲食生活為主的生活方式造成極大的影響。

糖尿病後備軍，的確有罹患糖尿病的可能性，另外，也可能會罹患原因相同的其他生活習慣病，例如，動脈硬化、高血脂症等。所以改善生活習慣是當務之急。

耐糖力障礙

顯示邊界範圍的數值，表示胰島素略有不足或功能較弱一些。雖然不能就此斷定是糖尿病，但的確有可能會演變成糖尿病。

根據報告顯示，出現耐糖力障礙的人多半有心臟或血管方面的疾病。通常，在半年後要再度接受檢查，加以確認。

注意飲食，充分運動，努力消除肥胖，就能夠回到正常範圍內。

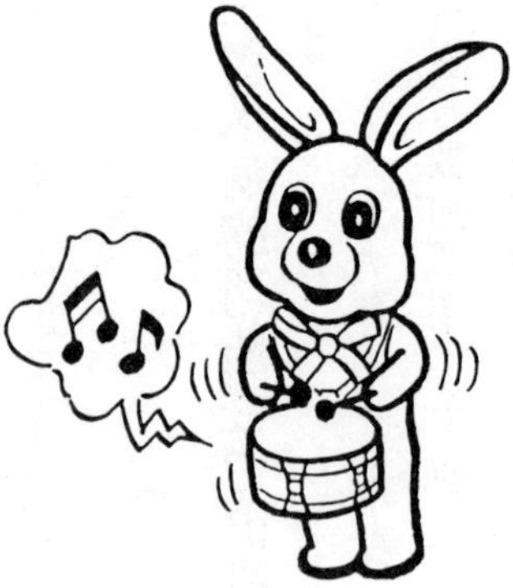

藉著定期接受檢查就能夠早期發現

有的人因為忙碌而未定期接受健康檢查。但是，定期健康檢查是能夠發現糖尿病及其可能性的一大機會。而且為了發現其他疾病，最好定期接受健康檢查。

☆發現糖尿病的關鍵以定期健康檢查最有力

糖尿病在初期時，並沒有一些具有特徵性的自覺症狀，多半是經由公司或地區的定期健康檢查（包括全身檢查在內）才發現，或因為其他疾病而接受檢查時，偶然的由醫師指出自己罹患了糖尿病。

等到出現自覺症狀時，症狀已經進行到相當嚴重的地步，有時甚至出現嚴重的併發症。

想要做好早期對策、早期治療，那麼，早期發現相當重要。糖尿病的初期或後備軍，只能經由檢查而發現，所以，要定期接受健康檢查。

☆定期健康檢查對於日常生活也有幫助，故要進行健康管理

很多人因為忙碌而未接受健康檢查，或為了想要看到好的結果，因而在健康檢查的數週前努力做好生活管理。

此外，接受健康檢查出現「需要再度檢查」的結果，但因為不會對生活造成不便，所以很多人不再接受檢查。這種自行判斷非常危險。

尿糖和血糖的檢查，要看飯後的數值，才有助於早期發現糖尿病及其後備軍。早期發現，就能夠儘早改善生活習慣。藉著管理日常生活，就能夠控制血糖。

結果，就能夠遏止症狀的進行，遠離糖尿病範圍。此外，要比非糖尿病患者更注意健康管理的問題。

❗在日本有利用郵寄方式的糖尿病檢查

「因為太忙，沒有時間接受健康檢查，但卻又擔心罹患糖尿病……」，在日本，為這些人開闢了郵寄的診斷方式。

這種郵寄健康檢查，是由財團法人愛知診斷技術振興財團醫療醫科研究所擁有登記商標

的檢查法，由和該研究所攜手合作的機構提供檢查法。

在此舉該財團的例子加以說明。首先就是希望接受健康檢查的人打電話申請，然後對方寄來健康檢查包及問診單，將三滴血液滴到濾紙裡，放入容器內，將填好的問診單一起寄回。

從檢體中調查血中的「糖血紅蛋白量」及「血糖值」，以郵寄方式通知檢查結果。

確認檢查出現異常時，可以從全國三五〇〇所醫療機構中，選擇你想要接受檢查的專科醫師，並為你寫介紹信函。

memo

自己可以進行尿液檢查

有糖尿病家族歷，或存在進食太多、肥胖、運動不足、大量飲酒、壓力過剩等危險因子的人，是屬於容易罹患糖尿病的形態。除了接受健康檢查之外，也可以利用尿糖試紙自己檢查尿液。

藥局有販賣尿糖試紙，用法簡單，亦即將飯後1～2小時內所排出的尿浸泡在試紙中，檢查顏色的變化狀態。在說明書中介紹檢查方法，可加以參考。

尿糖呈現陽性（＋）時，就要接受檢查。

但是自己檢查而呈現陰性（－）時，也不能就此深感安心而怠忽了定期接受健康檢查。市售的尿糖試紙只是能夠幫你早期發現的商品而已。

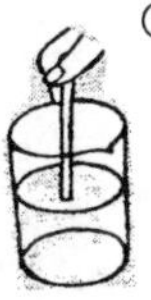

①尿收集在乾淨的容器內，將試紙浸泡其中，立刻取出。

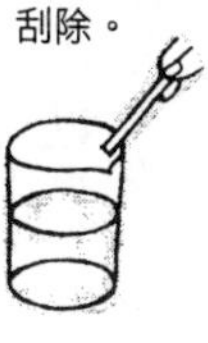

②沾在試紙上多餘的尿，利用容器邊緣刮除。

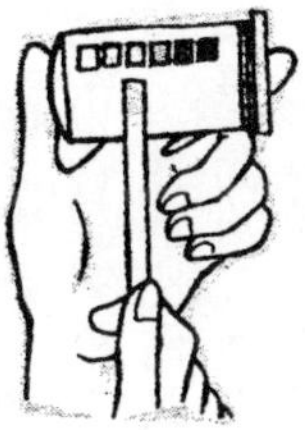

③到了指定的時間後，利用色調表比對出現在試紙上的顏色。

COLUMN

強烈疑似罹患糖尿病的人和無可否認有罹患糖尿病可能性的人的各年齡層、性別比

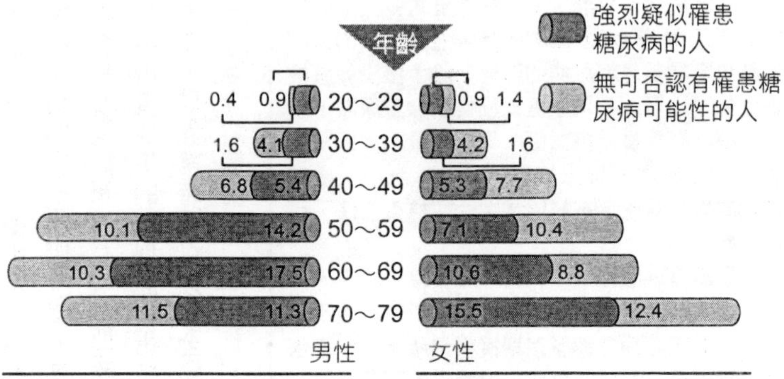

數字是以年代人口來看的比例(%)

經由統計發現「強烈疑似罹患糖尿病的人」

日本厚生省一九九九年發行的「糖尿病實態調查」，是以二十歲以上、六〇五九人為對象，進行關於糖尿病的問卷調查，以及實施血糖、糖血紅蛋白（HbA1c）的測定而收錄進行糖尿病實態調查的結果。在此為各位介紹其中的幾項。

上面圖表是「強烈疑似罹患糖尿病的人」與「無可否認有罹患糖尿病可能性的人」的各年齡層、性別比例圖。根據這個圖表得知，從四十歲層開始人數急增。

六十一頁上圖是強烈疑似罹患糖尿病的人中是否接受健康檢查及治療的詢問結果。沒有接受健康檢查的人，當然很難進行治療。

同頁的下圖，則表示強烈疑似罹患糖尿病的人的健康檢查與治療動向。經由健康檢查醫師指出「有異常」而再度接受醫療機構的檢查後，即使結果出現「有異常」但卻未接受治療的人或中斷治療的人並不少。

強烈疑似罹患糖尿病的人是否接受健康檢查及治療狀況

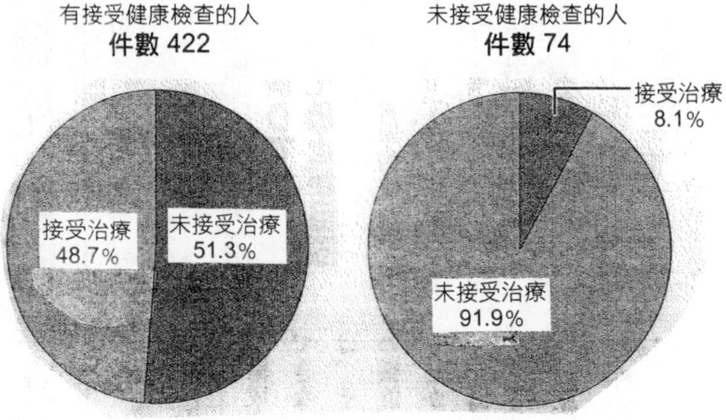

強烈疑似罹患糖尿病的人的健康檢查及治療動向

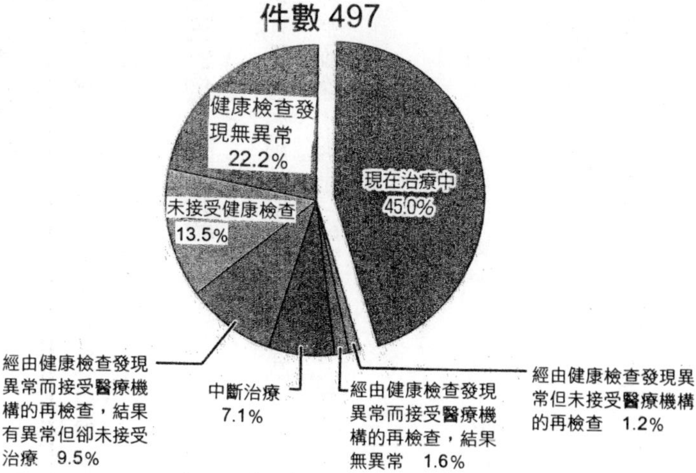

進入糖尿病範圍要立刻接受治療

進行健康檢查出現可疑的結果，並經由醫療機構的再檢查而判定為糖尿病範圍的人，則要及早接受治療。目的是防止惡化及預防併發症。

☆糖尿病是無可挽回的疾病，治療的目的是為了防止惡化

前面提及，糖尿病如果未出現併發症，自己並不會發現什麼特別的症狀。

雖然根據血糖值等數值而知道已經進入糖尿病範圍，但是，因為身體沒有感覺異常，所以，會怠忽對策及改善生活。

體格壯碩的健康人，恐怕更不會採取對策了。

糖尿病的另一個特徵就是，它是無可挽回的疾病。雖然割傷會留下疤痕，但是皮膚功能可以復原。

而糖尿病就算從發現後就開始進行治療，也無法完全復原。

治療目的是為了防止狀態或症狀惡化以及預防併發症。因此，治療糖尿病的基本，就是高明的控制血糖。

☆早期發現、早期治療，就能夠預防可怕的併發症

糖尿病在初期時，幾乎沒有自覺症狀，發現的關鍵是健康檢查。

出現可疑的結果時，要遵從醫師的指示，接受精密的檢查，不可放任不管。

如果診斷是糖尿病，就要儘早接受治療。在初期，要遵從醫師的指示，改善不良的生活習慣，確實控制血糖，這樣就能夠預防併發症。

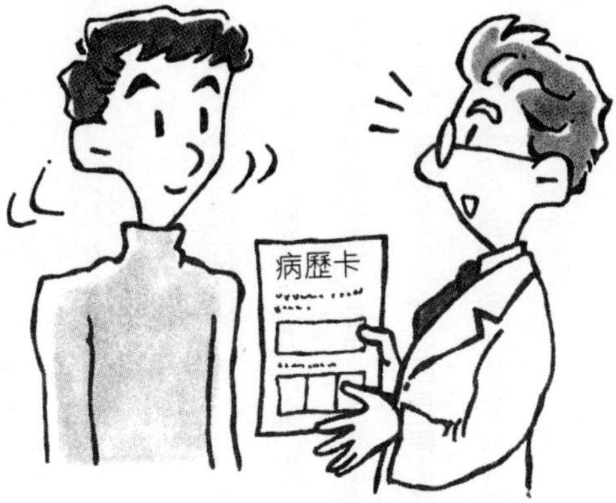

☆高明的和糖尿病相處最重要

糖尿病是一種慢性病。一旦罹患糖尿病，就要有與其終生相處的覺悟。

但是，只要確實控制血糖，就能夠過著和健康人相同的生活。

治療方針則由病情的進行度和有無併發症來決定。

治療是以食物療法和運動療法為主，同時併用藥物療法。

只要不出現併發症，那麼，糖尿病並不是什麼可怕的疾病。

無自覺性糖尿病

本人沒有自覺、沒有出現症狀但卻罹患糖尿病，這就稱為無自覺性糖尿病。

等到接受健康檢查時，才發現「原來自己並不是那麼的健康」，醫師建議你到醫療機構接受檢查，調查結果「的確是罹患糖尿病」。很多糖尿病患者都是這種情況。

怠忽接受健康檢查，則糖尿病會加速進行。

COLUMN

血糖值不可太低

血糖值低於五十mg／dℓ以下的狀態，就是低血糖狀態。

其症狀因人而異，各有不同，但會出現顏面蒼白、打呵欠、發冷、出汗、倦怠、心悸、手或手指顫抖、無力、看東西出現雙重影像或霧視（看起來模糊不清）等症狀。

接受糖尿病治療的人，因為胰島素注射的作用太強、經口服用降血糖劑的量太多、食量過多、太晚用餐、做劇烈運動、飲酒過度時，容易出現前述的症狀。

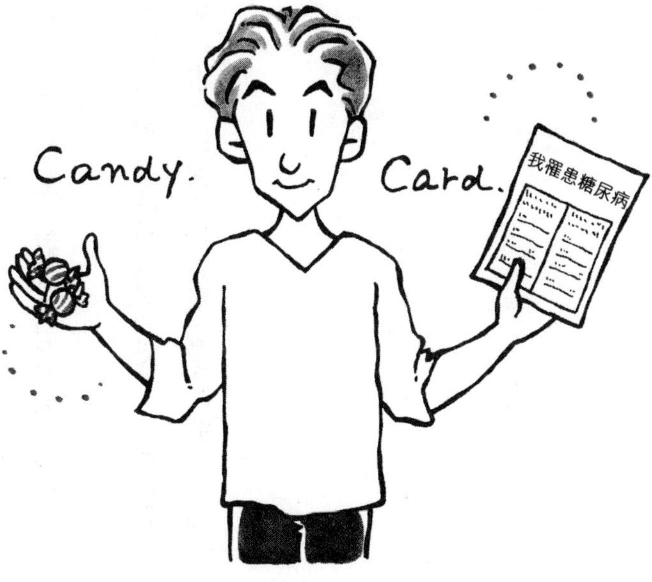

低血糖的症狀會突然惡化，感覺異常時，要立刻處理。首先，只要補充糖分，就能夠使症狀痊癒。但若是重症，就要進行葡萄糖的靜脈注射或注射能使血糖值上升的激素。

糖尿病患者外出時，為了能夠做緊急處置，需要隨身攜帶糖等甜食。同時也要隨身攜帶上面寫著「我罹患糖尿病」的糖尿病卡，以便出現意識昏迷時能及時救援。

第2章

為了預防應該要了解的糖尿病基本知識

糖尿病共分為四種形態

糖尿病依發病原因的不同，大致分為四類。這是近年來誕生的分類法。不同的類型，治療法也不同。

☆分類上的稱呼更新了

糖尿病依發病的原因，可以分為：①1型糖尿病、②2型糖尿病、③基於特定原因而產生的其他型、④妊娠糖尿病這四大類。

這是日本糖尿病學會在一九九九年發表的新的分類法。

以往糖尿病分為：①胰島素依賴型糖尿病、②胰島素非依賴型糖尿病、③營養障礙相關糖尿病、④其他糖尿病這四類。

☆胰島素依賴型為1型，胰島素非依賴型為2型

「胰島素依賴型糖尿病」現在稱為「1型糖尿病」。

在初期不需要注射胰島素（非依賴），此外，偶爾在病情改善之後就不需要再

注射胰島素了。

而「胰島素非依賴型糖尿病」則改稱為「2型糖尿病」。

隨著病情惡化，為了控制血糖，注射胰島素比較有效，而如果病情繼續惡化，必須要注射胰島素，就成為需要胰島素（依賴）的情況。

「營養障礙相關糖尿病」則被排除於分類之外。在「其他糖尿病」的分類中，也包括確認基因異常的糖尿病在內。而「妊娠糖尿病」也成為分類中的一個類型。

青年型糖尿病與成人型糖尿病

●青年型糖尿病

1型糖尿病以年輕人和兒童較容易出現，以前稱為青年型糖尿病。1型糖尿病患者幾乎胰島素完全不足，有可能會突然出現高血糖症狀，必須要注射胰島素，因此，也稱為「胰島素依賴型糖尿病」。

●成人型糖尿病

2型糖尿病以中高年齡層的人較容易出現，因此稱為「成人型糖尿病」。2型糖尿病的治療，多半是以食物療法和運動療法為主，再加上內服降血糖劑來控制血糖，所以，稱為「

胰島素非依賴型糖尿病」。

糖尿病的分類（1999年、日本糖尿病學會）

分類	內容
1型糖尿病	胰臟的β細胞遭到破壞、胰島素不足而引起的糖尿病。以兒童和年輕人較容易罹患，必須要注射胰島素。
2型糖尿病	中高年齡層的人因為吃得太多、肥胖、運動不足，再加上長期持續出現高血糖狀態而引起。國內的糖尿病患者中95%都屬於這一類型。
基於特定原因而產生的其他型	因為遺傳的因素基因異常而出現的情況，或是伴隨其他疾病而出現的二次性（續發性）糖尿病。
妊娠糖尿病	胎盤大量分泌具有降低胰島素作用的荷爾蒙，懷孕中暫時容易出現耐糖力異常的現象。

兒童和年輕人較容易罹患的1型糖尿病

1型糖尿病由於體內無法分泌胰島素，所以，必須要從體外補充，否則會危及生命。以兒童和年輕人較多見，會突然發病，需要接受適切的診斷與治療。

☆無法分泌胰島素而會危及生命的糖尿病

在胰臟中製造胰島素的β細胞（存在於稱為胰島的組織中）產生自體抗體，胰島素分泌細胞破壞自己的淋巴球，幾乎無法製造出胰島素而發病的糖尿病。也算是一種自體免疫疾病。

與生活習慣或年齡無關而發病。最初感覺身體不適、倦怠，出現類似感冒的症狀。然後突然變得異常的口渴，開始出現多飲、多尿等糖尿病特有的症狀。

以兒童和年輕人較容易罹患，不過，偶爾成年人也會罹患這種疾病。

1型糖尿病以兒童和年輕人較容易罹患的原因不明。在國內，1型糖尿病發病的顛峰期是十二歲左右。目前，十萬人中有三～四人罹患這種糖尿病。糖尿病兒童中，1型糖尿病患者佔一成。

☆確實補充胰島素，就能過著與健康人相同的生活

1型糖尿病患者，當胰臟的β細胞數目為十%以下時就會發病。一旦發病，β細胞在短期間內幾乎會完全消失。

罹患1型糖尿病後，就要終生補充胰島素。怠忽補充胰島素而持續出現高血糖狀態，就會引起昏睡，危及生命。

但是，只要好好的補充胰島素，就能夠過著與健康人一樣的生活。事實上，進行胰島素皮下注射，就能夠控制血糖值。

儘管如此，因為糖尿病而死亡的兒童當中，三十～四十%都是因為昏睡而死亡。沒有察覺到發病而置之不理，等到昏睡之後才送醫急救的例子屢見不鮮。

孩子長期持續出現類似感冒的症狀，而且出現了尿糖，就要進行尿酮或血糖檢查，確認是否罹患糖尿病。

進入小學後，學校會檢查尿液，藉此也能夠發現罹患糖尿病。

❗1型糖尿病與肥胖無關

因為病毒感染或免疫異常而出現的1型糖尿病，佔國內總糖尿病患者的四十%。

1型糖尿病（胰島素依賴型糖尿病）和因為進食太多、運動不足造成肥胖等原因，而引起的2型糖尿病（胰島素非依賴型糖尿病、成人型糖尿病）不同，其發病與肥胖無關。

1型糖尿病的第一特徵，就是以兒童較多見，而且會突然發病。當然，大人也可能會發病，但比較少見。

大人發病的例子中，幾乎都是在三十歲之前發病。最近也出現年紀較大時才發病，而在出現比較緩和的胰島素依賴狀態的變化之後，再變成1型糖尿病的例子。

1型糖尿病原本就是國人比較少見的疾病。並沒有出現肥胖等2型糖尿病的症狀而發病，這就是1型糖尿病的特徵。

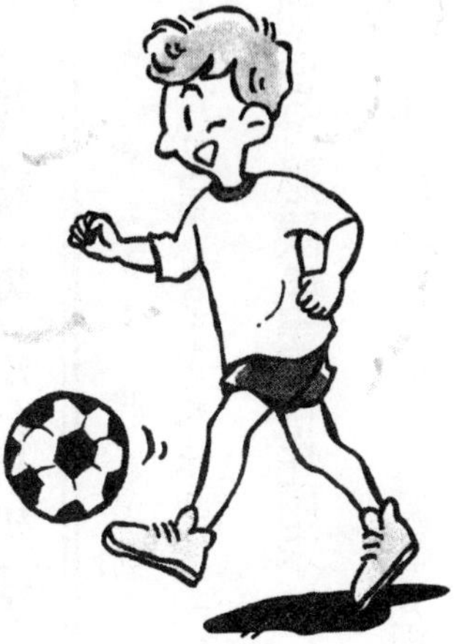

2型糖尿病佔成人糖尿病的九五%

與進食太多、肥胖、運動不足、壓力等有密切關係的生活習慣病之一的糖尿病，是屬於2型糖尿病。一般所說的糖尿病，就是指2型糖尿病。

☆即使分泌胰島素但作用不足

與1型糖尿病不同，胰臟的β細胞並未遭到破壞，也會分泌胰島素，但是，量太少或釋出時機太慢，血中葡萄糖無法有效的被利用（胰島素抗性較高），導致血糖值上升而發病。國人（成人）的糖尿病中，九五%都屬這一類型。

2型糖尿病是一種生活習慣病。當具有容易罹患糖尿病的體質遺傳因素，以及起因於生活習慣的飲食過量、肥胖、運動不足、壓力等生活習慣病的誘因加在一起時，就會引起這種糖尿病。

初期時沒有自覺症狀，疾病在不知不覺中遍及全身，不斷的進行。

多半是經由健康檢查而被醫師指出「血糖值較高」時才發現異常。但是，因為身體沒有出現異狀，所以，往往忽略醫師的忠告而維持以往的生活模式。

☆血管與神經在沒有自覺症狀下遭到破壞

充斥於血中的葡萄糖會損害身體各處，最後造成無可挽救的地步。

糖尿病中最容易受到侵襲的，就是血管與神經。結果，會出現後述的糖尿病性視網膜症、糖尿病性腎症、糖尿病性神經障礙這三大併發症，同時引起動脈硬化等。

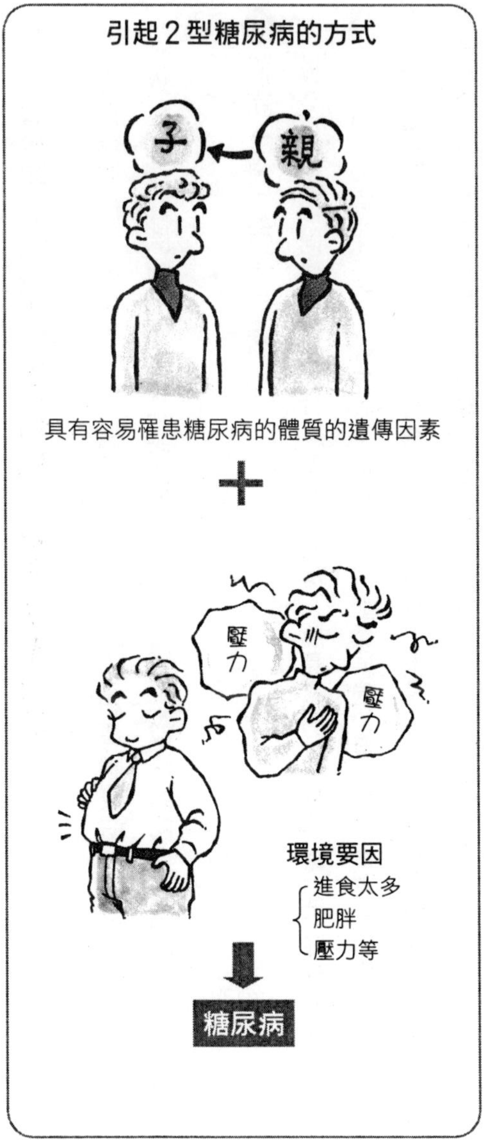

☆2型糖尿病的治療以食物療法和運動療法為主

2型糖尿病的治療，是以控制血糖的食物療法和運動療法為主。

依症狀進行度的不同，有時要併用內服降血糖劑或注射胰島素等的藥物療法。

❗何謂一．五型糖尿病

與2型糖尿病同樣的緩慢進行，但是發病後，胰島素的分泌能力驟然下降或消失，數年內，出現與1型糖尿病相同的症狀，稱為一．五型糖尿病。但這並不是正式名稱。

光看發病的方式，很難和2型糖尿病加以區分。但是，患者多半不是肥胖者，而且經由血液檢查，發現GAD抗體呈現陽性，因此，能夠在早期診斷出來。

初期的治療診斷錯誤時，很快的就會變成1型糖尿病，所以早期的正確診斷非常重要。

基於特定原因而產生的其他型糖尿病

知道遺傳原因的糖尿病和其他疾病的原因而引起的糖尿病，可以歸類為「基於特定原因而產生的其他型糖尿病」。

☆原因在於基因異常或其他的疾病

因為遺傳原因或其他疾病，血糖值異常升高或尿中出現糖。

遺傳的原因就是指基因異常。

這種糖尿病和其他的疾病或伴隨出現病態的二次性糖尿病，都歸類為「基於特定原因而產生的其他型糖尿病」。

以前歸類為2型糖尿病的糖尿病中，原因是基因造成的糖尿病也包含在其中。

①成為遺傳原因的基因異常造成糖尿病

- 遺傳上與β細胞功能有關而造成的異常。
- **胰島素受體異常症**等與胰島素的作用構造有關的遺傳異常。

②伴隨出現其他疾病或病態的二次性糖尿病

- 胰臟病（慢性胰臟炎、胰臟癌等）。
- 內分泌疾病（末端肥大症、突眼性甲狀腺腫病等）。
- 肝病（肝硬化、慢性肝炎、脂肪肝等）。
- 因為藥物或化學物質而引起（腎上腺髓質激素或干擾素等）。
- 免疫性糖尿病的特殊型。
- 與糖尿病有關的其他遺傳性症候群（唐氏症等）。

胰島素受體異常症……………………………………

存在於細胞膜，會和胰島素進行特異性結合的蛋白質，稱為胰島素受體。

胰島素受體異常時，會降低胰島素的作用，出現耐糖力障礙（參見五十六頁的說明）的病態，稱為胰島素受體異常症。

memo

容易引起糖尿病的主要疾病

慢性胰臟炎　主要是過度飲酒或暴食所致，使得從十二指腸分泌含有大量消化酶的胰液的作用受阻或出現胰臟結石。症狀持續進行時，分泌胰島素的細胞受損，結果就會併發糖尿病。

胰臟癌　上腹部不適、疼痛加上黃疸，體重減少，1年內引起糖尿病，或因為惡化而成為發現胰臟癌的關鍵。

突眼性甲狀腺腫病　對於促甲狀腺激素受體產生自體抗體，經常刺激甲狀腺，結果，自律性的造成甲狀腺激素過剩分泌，引起機能亢進症的疾病。

末端肥大症　由下垂體前葉分泌出來的生長激素其分泌異常增加所引起的疾病。骨端線閉鎖，停止生長，引起末端肥大症。如果在此之前發病，就會引起巨人症。

肝硬化　因為病毒性肝炎、過度飲酒、營養不足、中毒或其他原因而造成肝細胞變性或機能障礙等的疾病。

慢性肝炎　對於侵入肝細胞內的肝炎病毒想要加以迎擊、將其排除的免疫機能異常所引起的疾病。其經過幾乎都沒有出現症狀，但是可能會演變成肝硬化，所以不可掉以輕心。

脂肪肝　脂肪或醣類攝取過多，或因為糖代謝異常，中性脂肪蓄積在肝細胞內而引起的疾病。罹患脂肪肝的人，容易疲倦，所以進行運動和限制飲食比較有效。肥胖或糖尿病患者幾乎都會出現脂肪肝。

妊娠糖尿病

懷孕時容易引起糖尿病，而糖尿病患者一旦懷孕後，症狀會惡化。懷孕時罹患糖尿病，則不論是母體或胎兒都容易出現併發症，需要接受醫師的指示，密切注意。

☆懷孕時容易出現的妊娠糖尿病

懷孕時容易出現尿糖。這是因為胎盤大量分泌使胰島素作用降低的激素，糖排泄的界限值下降，結果，血糖值較低而出現尿糖。

嚴格說起來，較容易出現羊水過多症等併發症，但是，原本就是容易出現糖的體質，隨著懷孕影響激素的分泌，結果就會引起糖尿病。

懷孕時定期接受健康檢查，經由尿糖檢查就可以知道出現尿糖。而進行血糖值測定及葡萄糖耐量試驗，調查有無妊娠糖尿病，也是檢查重點。

妊娠糖尿病對於母體或胎兒都容易引起併發症，而且也是週產期死亡的一大原因，要密切注意。

但是，多半只有在懷孕期才會出現妊娠糖尿病，亦即耐糖力暫時出現異常，產後就會恢復正常。不過，有些人在數年後就會演變成真正的糖尿病。

☆糖尿病患者懷孕後會出現糖尿病併發妊娠

糖尿病患者在懷孕後會出現所謂的糖尿病併發妊娠，也就是容易引起糖尿病惡化的症狀。

妊娠糖尿病和糖尿病併發妊娠不同，但是因為出現疾病的方式類似，所以歸為同類。

特別要注意的是懷孕初期的高血壓狀態。根據資料顯示，這和胎兒畸形，尤其是中樞神經系統畸形的發病有密切關係。

如果知道罹患糖尿病，就要做懷孕的計畫。

懷孕時才發現糖代謝異常或糖尿病患者懷孕時，最好住院，等到狀態改善後再看門診，接受健康管理指導。

糖尿病孕婦怠忽控制血糖的後果

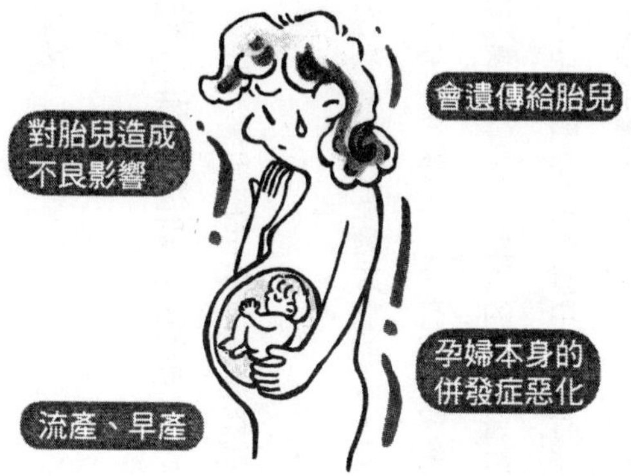

輕症的糖代謝異常，可以藉著食物療法等來控制血糖狀態，但是，重症時就要進行藥物療法。

❗懷孕時的糖尿病治療

在母子保健衛生中，妊娠糖尿病備受矚目，許多醫師都努力的想要制定出世界共通的診斷標準。

容易罹患妊娠糖尿病的人，具有「雖然目前沒有糖尿病但是上次懷孕時卻出現尿糖」、「曾經生下巨嬰」、「有糖尿病的家族歷」等條件。符合這些項目的人，一旦懷孕時，則要將上述事項告訴婦產科的主治醫師。

在孕婦的產前檢查中會進行尿液檢查，出現尿糖時，一定要接受血糖檢查。

出現尿糖的原因是：

①血糖值較高，尿中出現糖，

②因為懷孕分泌激素，使得腎小管的尿再吸收功能減退，而尿中出現糖（妊娠性腎性糖尿）。

因為高血糖而出現尿糖或妊娠性腎性糖尿，必須要經由血糖檢查加以確認。

血糖值較高時，要進行葡萄糖耐量試驗，配合必要時，要開始注射胰島素。

懷孕第二十四～二十八週胎盤已經完成，會分泌大量的激素，所以容易罹患糖尿病。在這段期間內，一定要接受血糖檢查。

❗想要預防妊娠糖尿病就要避免肥胖

懷孕後，為了孕育健康的胎兒，可能會有進食太多的傾向。但是與不肥胖的孕婦相比，肥胖孕婦較容易出現糖代謝異常。為了預防妊娠糖尿病，就要避免肥胖。

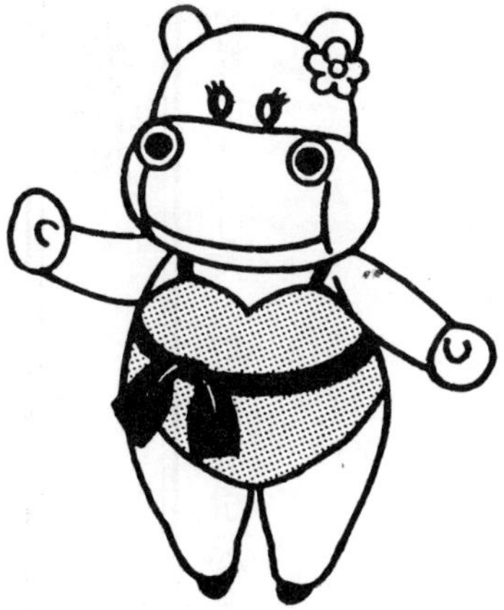

糖尿病所引起的各種可怕併發症

糖尿病持續進行，會出現各種併發症。最糟糕的情況是，可能會引起失明或必須接受人工透析，甚至部分的腳要截肢。

☆神經受損，四肢麻痺

長期放任高血糖狀態不管，血管和神經受損，結果全身各處都會出現併發症。

糖尿病最可怕之處，就是會出現併發症。治療糖尿病最重要的目的，就是要預防併發症。

一般而言，罹患糖尿病經過四～五年後，就會察覺到四肢麻痺。

接著，出現感覺異常、冷感、發燙等症狀，然後再慢慢的朝身體中心前進。就好像草原之火一樣，知覺、運動神經的異常不斷的擴大。

☆血管受損，出現眼睛疾病

高血糖的火燄繼續蔓延到血管，造成眼睛和腎臟出現毛病。

出現神經症狀的五年後，開始出現視網膜症。視網膜好比是用眼睛看東西時能夠映出影像的螢幕。非常細的血管如網眼般遍佈在視網膜上，同時補充將映像送達腦的神經的營養。

罹患糖尿病時，高血糖造成血管阻塞，東西看不清楚。繼續惡化時，眼底出血，最後導致失明。

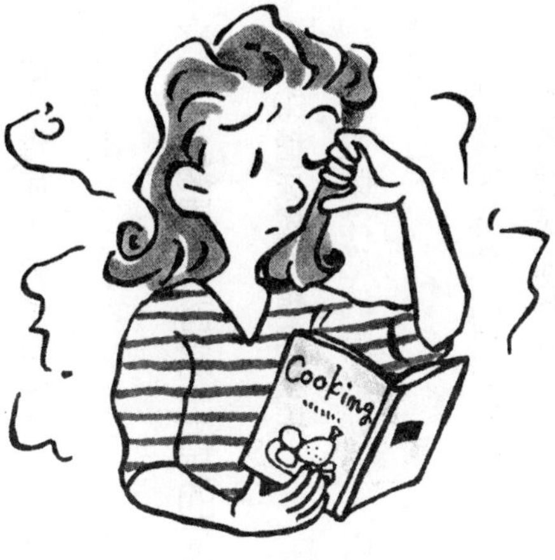

☆血管障礙會引起腎臟疾病

又經過五年之後，會引起腎臟障礙。

腎臟過濾血液，將身體不需要的成分排到尿中，必要的成分再吸收，讓身體再利用，就好像進行垃圾分類、回收資源一樣。

罹患糖尿病後，腎臟的毛細血管出現障礙，無法順利進行「垃圾分類」的作用，使得對身體而言有效的資源蛋白質也混入尿中而被排出。

當腎功能繼續減退時，會因為腎功能衰竭而

引起尿毒症，必須藉由人工機械過濾血中的有毒物質才能維持生命，這就是所謂的人工透析。

☆糖尿病患者容易出現的三大併發症

①糖尿病性視網膜症

在眼睛深處的視網膜血管出現異常。初期可以治療，可是一旦症狀進行時，就無法痊癒。

然後，突然出現視網膜剝離或因為玻璃體出血而引起失明。

②糖尿病性腎症

腎功能減退，血中的老廢物無法被處理掉。初期沒有症狀，但是繼續惡化時，會提高致命的危險性，必須要進行血液透析。

③糖尿病性神經障礙

知覺神經出現異常，腳的感覺機能減退，受傷或燒燙傷等發現得較晚，化膿嚴重時會引起壞死，最後必須截肢。這種例子屢見不鮮。

☆動脈硬化比健康人提早十年出現

隱藏在三大併發症背後的，就是動脈硬化。是造成心臟病（狹心症、心肌梗塞）和腦中風（腦梗塞、腦溢血）的原因，同時也是糖尿病的重大併發症之一。

不過，動脈硬化並不是糖尿病特有的疾病。像高血壓、高血脂症、高尿酸血症等許多疾病，以及不良的飲食生活習慣、吸菸等生活習慣，都會引起動脈硬化，而且會使得動脈硬化持續進行，任何人都可能出現動脈硬化的毛病。

但是，糖尿病患者出現動脈硬化的期間比健康人提早十年，所以，要努力預防動脈硬化。

❗接受透析療法的原因三十％是腎症

罹患糖尿病後，會出現神經、眼睛、腎臟這三大併發症。之後，長期承受著痛苦。

當糖尿病性腎症進行時，會持續出現蛋白尿，引起顯性腎症。多半會不斷的惡化，最後經由慢性腎功能衰竭到接受人工透析的地步。

糖尿病性腎症繼續惡化而進入末期時，必須導入人工透析。根據統計數字顯示，糖尿病患者增加，而必須接受人工透析的原因疾病中，糖尿病性腎症的所佔比率逐年提高。

一九八三年，其在透析患者中所佔的比率為七．四％，八七年為十一．七％，九〇年為十四．九，九五年為二十．四％，十二年內約增加三倍。

看導入人工透析患者的內容，一九八九年導入人工透析的患者為一萬四三七四人。原因疾病排名第一的是慢性腎小球腎炎（六八一二人、四十七．四％），第二名是糖尿病性腎症（三八〇八人、二六．五％）。

一九九四年，導入人工透析的患者為二萬四〇五九人，慢性腎小球腎炎仍然維持寶座（九七四五人、四十．五％），但是所佔比率下降了。取而代之的，則是糖尿病性腎症（七三七六人、三十．七％），顯著增加。到了一九九八年時，大逆轉變成第一名。

糖尿病性腎症在同一家族內會有多數人發病，這是已經確認的事實。最近，更進一步進行基因方面的研究。

如果家人中有人因為糖尿病性腎症而接受人工透析，那麼自己就要儘早進行血糖管理，預防糖尿病。

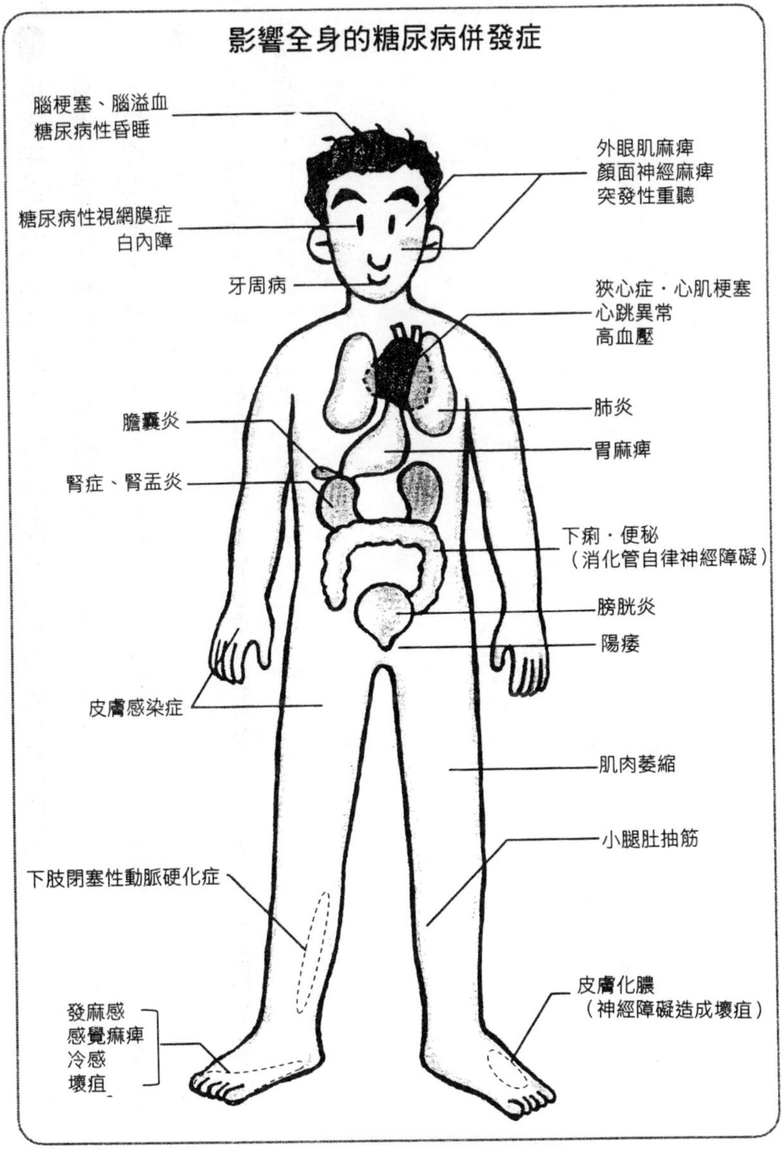
影響全身的糖尿病併發症
腦梗塞、腦溢血
糖尿病性昏睡
外眼肌麻痺
顏面神經麻痺
突發性重聽
糖尿病性視網膜症
白內障
牙周病
狹心症・心肌梗塞
心跳異常
高血壓
肺炎
膽囊炎
胃麻痺
腎症、腎盂炎
下痢・便秘
（消化管自律神經障礙）
膀胱炎
陽痿
皮膚感染症
肌肉萎縮
小腿肚抽筋
下肢閉塞性動脈硬化症
皮膚化膿
（神經障礙造成壞疽）
發麻感
感覺痲痺
冷感
壞疽

！成人中途失明的原因十八%是糖尿病性視網膜剝離症

目前，糖尿病性視網膜剝離症的患者中，失明人數佔五分之一（十七・八%）。

一年內約有五千名糖尿病患者，因為糖尿病性視網膜症而視力受損，取得了身體殘障手冊。

即使沒有失明，但是因為糖尿病性視網膜症而妨礙社會生活、確認出現視覺障礙的人，佔總視障人口的五分之一，一年內約有三千人。

治療上必須分秒必爭的急性併發症

除了長年慢慢進行的慢性併發症之外，也有突然發病的急性併發症。病情會突然惡化，甚至致命，是相當危險的併發症。

☆免疫機能減退所引起的急性感染症

罹患糖尿病時，白血球的功能減退，防止細菌或病毒等外敵入侵的免疫功能也減退，所以，容易罹患感冒、結核、腎盂腎炎等感染症。有時症狀突然惡化，變成嚴重疾病。

在醫學進步的現代，仍有十%的糖尿病患者因為急性感染症而死亡。

☆引起血液酸化的糖尿病性昏睡（酮性昏睡）

急性感染症中，胰島素極度缺乏，血糖值不斷升高時，就會出現昏睡狀態，甚至迎向死亡。

這時，體內的葡萄糖無法被利用，肝臟和脂肪組織的脂肪，被當成熱量源來使用，結果就會產生酮體這種酸性物質。

當血中的酮體增加時，原本中性血液的pH值（＝氫離子濃度）就會傾向酸性，降低各種臟器的功能。因為無法使用葡萄糖，所以血糖值會不斷的升高。這就是酸中毒（因為酮體而造成的酸血症）。持續惡化時，會失去意識，陷入昏睡狀態中。一旦延誤就醫，則有致命之虞。

❗血糖值太低時也會出現低血糖昏睡

糖尿病的治療過程中，會藉著口服藥或注射降低血糖值，但是數值太低時，會造成意識模糊，最糟糕的情況是會引起昏睡狀態。

這就是低血糖昏睡。大部分的熱量來源都必須要依賴血糖的腦，因為缺乏血糖，所以會出現這種現象。

雖然這並不是併發症，但卻是與糖尿病有關、分秒必爭的重大症狀。

容易出現糖尿病性昏睡的情況

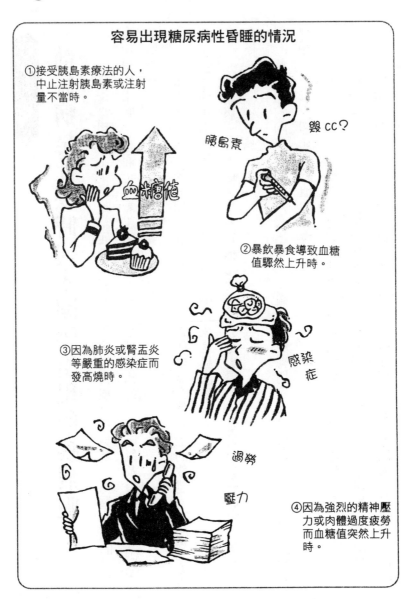

①接受胰島素療法的人，中止注射胰島素或注射量不當時。

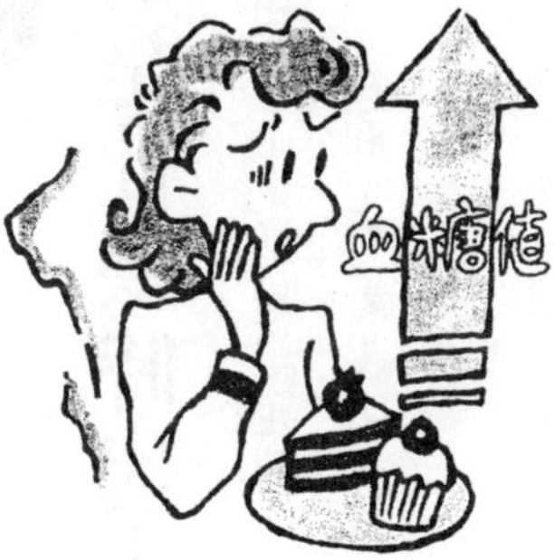

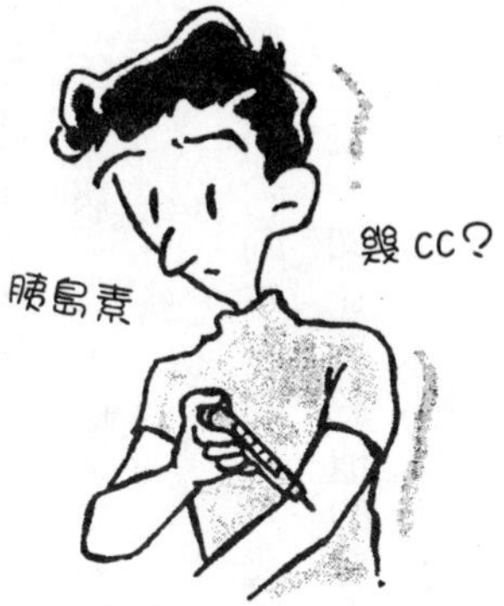

②暴飲暴食導致血糖值驟然上升時。

③因為肺炎或腎盂炎等嚴重的感染症而發高燒時。

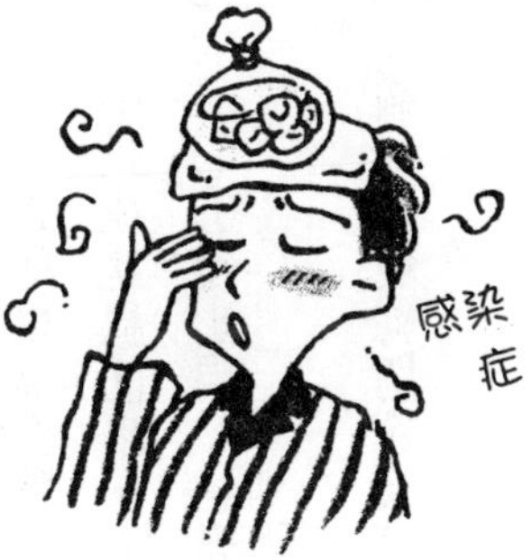

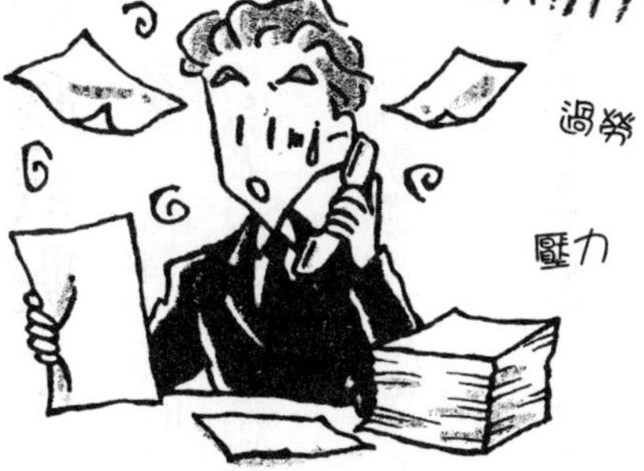

④因為強烈的精神壓力或肉體過度疲勞而血糖值突然上升時。

COLUMN

糖尿病是什麼時代才開始出現的疾病呢？

「極度多尿」——這是紀元前一五五〇年，從古埃及提貝墓中挖掘出來的書中所出現的字眼。裡面也有看起來會讓人想到是糖尿病的症狀，以及有關植物萃取劑效果的敘述。

「蜜之尿」——這是紀元前八〇〇年，古印度著名醫書上的敘述。正如文字所述，糖尿病患者的尿是甜的，甚至會招引蛾或昆蟲前來。

「糖尿病」——這個命名於紀元前三〇〇年出現。意思是「從細縫中不斷流出的水」。

約二〇〇〇年後的一六八三年，布倫納發現狗切除胰臟後會出現口渴和飢餓的現象，但世人卻無視於他的發現。

一七八八年，英國的柯里發現胰臟出現障礙或鈣化時會引起糖尿病。一八六九年，柏林大學二十二歲的學生朗格爾漢斯發現胰臟中的胰島（朗格爾島），但是，不明其功能。到了二十世紀之後，才知道糖尿病和胰島之間的關聯。從這個時候開始，想出了各種的食物療法。

其中一例是，認為保持患者的體力和體重很重要，所以，採取攝取豐富蛋白質和脂肪的食物療法。不過，這種方法輕症患者尚可忍受，但是，重症患者的血液會變成酸性（酸中毒），在早期就會陷入昏睡狀態而致死。

一九一〇年代，基於狗切除胰臟會造成糖尿病發病的食物療法的研究，發現重症的糖尿病狗藉著絕食就能夠消除尿糖。

因此，開始提出限制攝取熱量的想法而發展為現在的療法。

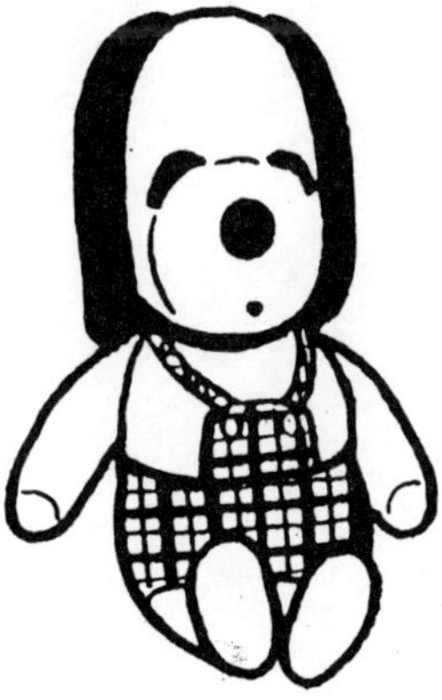

第3章

如何才能夠恢復正常值

改善血糖值的關鍵在於飲食與運動

本章將以堪稱生活習慣病之一的2型糖尿病的預防為前提，具體介紹以改善生活習慣為主，使得升高的血糖值「恢復為正常值」的方法。

☆改善高血糖的重點在於改善飲食與運動

不光是高血糖的人，事實上，糖尿病患者的治療重點應該是食物療法與運動療法。

只要踏實的進行，保持良好的血糖狀態，就能夠過著不會罹患併發症的生活。必須要注射胰島素或使用降血糖劑的人，如果不好好的進行食物療法和運動療法，就無法提升治療效果。

尤其是2型糖尿病，七成以上的人只要藉著食物療法和運動療法，就能夠充分改善病情。

被醫師指出「血糖值較高」的人，雖然不被嚴格要求要進行治療糖尿病的食物和運動療法，但是為了「創造健康」與「預防生活習慣病」，也要注意飲食和運動。

memo

這些習慣會引起生活習慣病

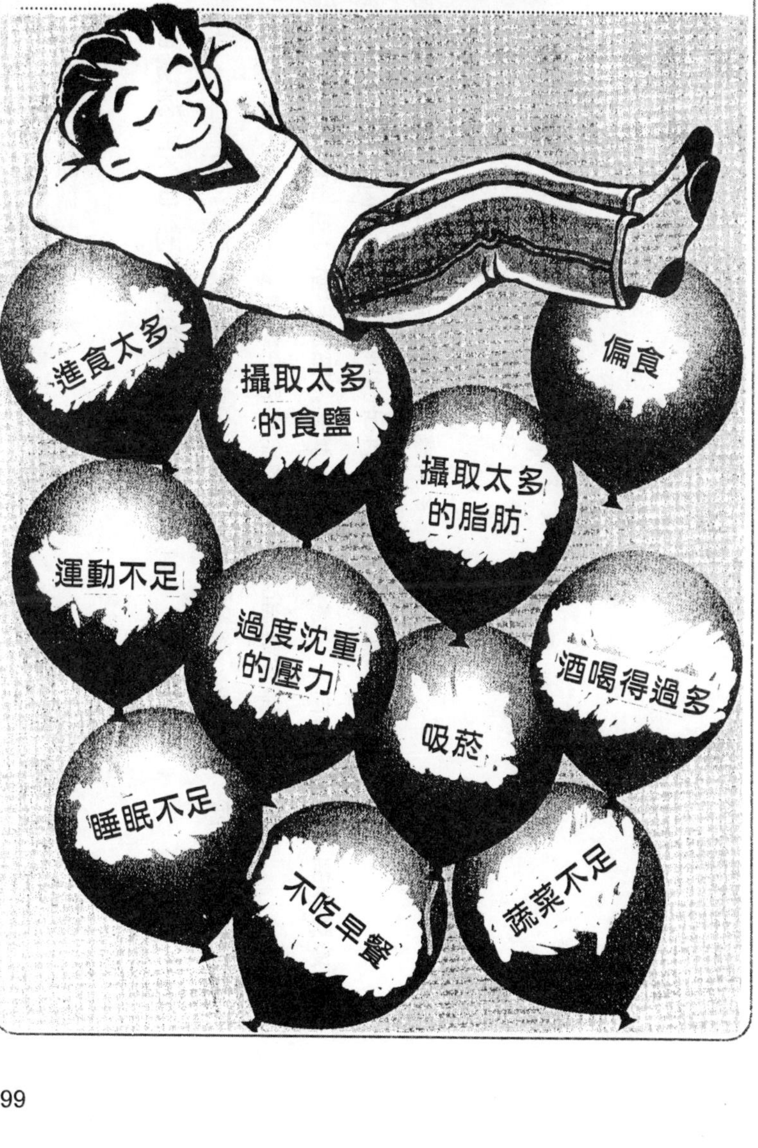
進食太多
攝取太多的食鹽
偏食
攝取太多的脂肪
運動不足
過度沈重的壓力
酒喝得過多
吸菸
睡眠不足
不吃早餐
蔬菜不足

飲食和運動，都是生活習慣。如果有容易引起生活習慣病的習慣，就要加以改善，這才是改善高血糖的捷徑。

生活習慣病是不良的生活習慣所造成的

高血壓、高血脂症、高血糖、動脈硬化、糖尿病、腦中風、心臟病、癌症等生活習慣病的原因，追本溯原，就是長年過著會引起這些疾病的生活習慣所造成的。

在正式形成生活習慣病之前的階段，稱為「半健康狀態」。在這狀態下，藉著飲食、運動、休養的改善，換言之，只要改善生活方式，就能夠回到健康狀態。

努力改善生活習慣，就能夠預防生活習慣病。

首先要檢查身心的狀況和生活習慣

血糖值較高的人，一定擁有一些不良的生活習慣。發現後以具體的行動加以改善，這才是最重要的。

☆改善生活習慣的第一步就是要了解自己的狀態

要成功的改善生活習慣，首先要認識自己的健康狀態與營養狀態等現狀。

①除了經由健康檢查被指出「血糖值較高」之外，是否還有其他非正常值的數值呢？

②是否維持適當的體重呢？（參見一〇八～一一〇頁）

③是否感覺身心失調呢？

除此之外，也要檢查是否有生活習慣上的問題。

- 是否日常生活中存在過於勉強的生活習慣問題呢？
- 是否存在會引起身心失調的生活習慣問題呢？
- 是否存在將來可能會引起生活習慣病的生活習慣問題呢？

發現生活習慣上的問題時，為了加以改善，就要具體的設定實踐目標，例如在何時何地該做些什麼、要做到何種地步等。

一般而言，生活行動持續一年以上，就可以稱為「習慣」。要培養好的生活習慣，就要利用毫不勉強、適合自己的方法來進行改善。

❗利用日曆記錄顯示身心失調的症狀

在何時、何種狀況與條件之下會出現症狀，其次數與程度是否增大等，可以填寫在日曆上。持續實行一個月，就能夠客觀的了解到自己產生症狀的狀況或條件等。了解引起症狀的形態後，就能夠在事前謀求對策。

填寫例

〇月〇日星期〇，一大早就出現頭痛。傍晚開始下雨。

〇月〇日星期〇，工作出錯。胃痛。

memo

培養良好生活習慣的循序漸進實踐法

按照以下①～⑤的步驟依序進行，等到達成目標後，再設定下一個階段的目標，反覆進行這些步驟。

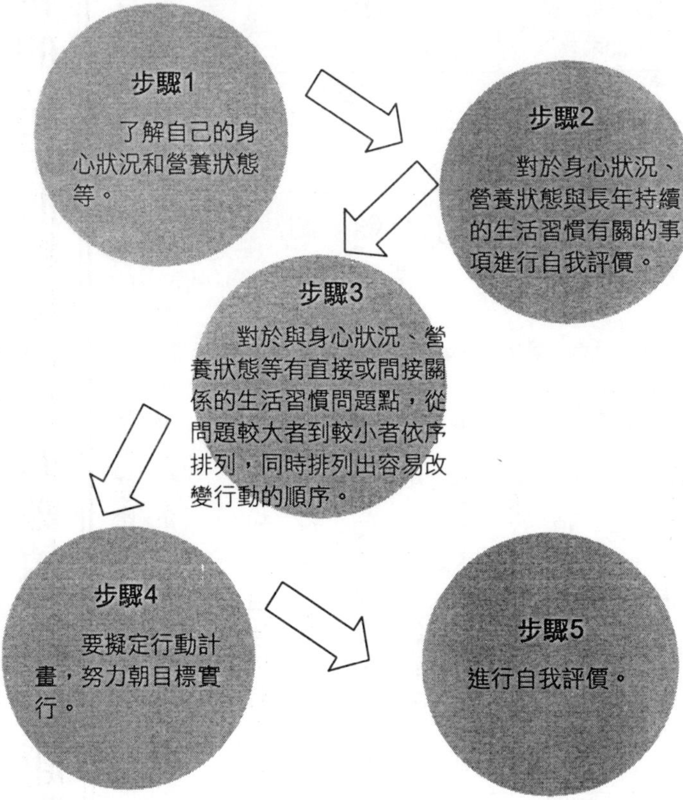
步驟1
了解自己的身心狀況和營養狀態等。
步驟2
對於身心狀況、營養狀態與長年持續的生活習慣有關的事項進行自我評價。
步驟3
對於與身心狀況、營養狀態等有直接或間接關係的生活習慣問題點，從問題較大者到較小者依序排列，同時排列出容易改變行動的順序。
步驟4
要擬定行動計畫，努力朝目標實行。
步驟5
進行自我評價。

健康檢查的結果血糖值以外的數值都沒問題嗎？

能夠客觀了解目前健康狀態的標準，就是健康檢查的結果。要檢查除了血糖值以外是否還有其他令人擔心的數值。在此介紹健康檢查的基本項目及判定的標準值等。

利用體脂肪率來判定肥胖

利用BMI計算法判定肥胖。但是如果體脂肪率在正常範圍，就不算是肥胖。肌肉較多的人，即使BMI值較高，也不算是肥胖。

相反的，雖然BMI值正常，但只要體脂肪率在肥胖範圍，就算是隱性肥胖。

體脂肪率		
	正常範圍	肥胖
成人男性	15～20%	25%以上
成人女性	20～25%	30%以上

體重沒問題嗎？

■利用 BMI 計算法算出適當體重的標準

BMI(體格指數）＝體重(㎏)÷身高(m)÷身高(m)

BMI	肥胖度
18.5不到	低體重
18.5以上25不到	標準體重
25以上30不到	肥胖（1 度）
30以上35不到	肥胖（2 度）
35以上40不到	肥胖（3 度）
40以上	肥胖（4 度）

例①　身高 162 ㎝、體重 52 kg的A小姐

BMI＝52÷1.62÷1.62
＝19.8→標準體重

例②　身高 173 ㎝、體重 78 kg的B先生

BMI＝78÷1.73÷1.73
＝26.1→肥胖（1 度）

血壓沒問題嗎？

■血壓值的新標準

(日本高血壓學會高血壓治療指南2000年版)

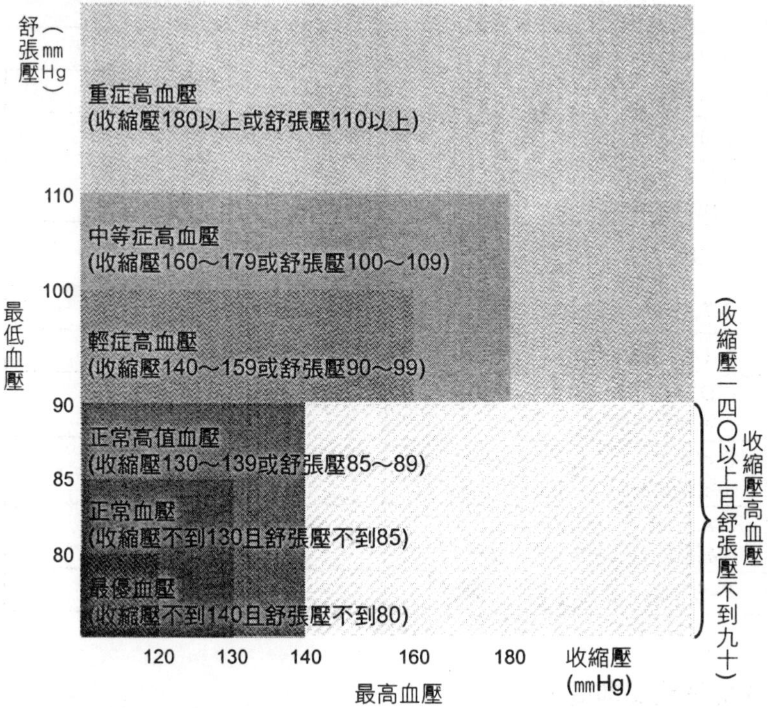

中性脂肪值或膽固醇值沒問題嗎？

■高血脂症的診斷標準

血清脂質的種類	異常值（範圍）	正常值（範圍）
總膽固醇（TC）	200mg／dℓ以上	200mg／dℓ不到
中性脂肪（TG）	150mg／dℓ以上	150mg／dℓ不到
HDL 膽固醇	40mg／dℓ不到	40mg／dℓ以上
LDL 膽固醇	140mg／dℓ以上	120mg／dℓ不到

肝功能沒問題嗎？

■肝功能・正常的標準值

檢 查 項 目	基 準 值
GOT（AST）	14～32 IU／ℓ
GPT（ALT）	8～41 IU／ℓ
GOT／GPT	通常 GOT 高於 GPT
ALP（鹼性磷酸酯酶）	135～310 IU／ℓ
γ-GTP	男：11～78 IU／ℓ 女：11～42 IU／ℓ
ZTT（γ球蛋白）	2～12Kunkel
A1b（白蛋白）	4.3～5.2g／dℓ
LDH（乳酸脫氫酶）	200～450 IU／ℓ
ChE（膽鹼酯酶）	100～240 IU／ℓ
LAP（亮氨酸氨肽酶）	80～160 IU／ℓ
T-Bil（總膽紅素）	0.2～1.5mg／dℓ

尿酸值沒問題嗎？

■尿酸值・正常的標準值

檢查項目	標準值
UA（尿酸）	男：4.0～6.5mg／dℓ
	女：3.0～5.0mg／dℓ

腎功能沒問題嗎？

■腎功能・正常的標準值

檢查項目	標 準 值
BUN尿素氮	8～20mg／dℓ
Cr（肌酸酐）	男：0.8～1.3mg／dℓ 女：0.6～1.1mg／dℓ
尿蛋白	陰性（－）
尿潛血反應	陰性（－）
尿沈澱	在沈澱物中什麼也沒有，在一視野內紅血球、白血球數目為1～2個

血液沒問題嗎？

■血液・正常的標準值

檢查項目	標 準 值
RBC（紅血球數）	男：410萬～530萬／mm^3 女：380萬～480萬／mm^3
Hb（血紅蛋白，血色素量）	男：13.0～17.9g／dℓ 女：12.0～16.9g／dℓ
Ht（血球容積比）	男：40～50% 女：37～47%
Fe（血清鐵）	男：62～216 μg／dℓ 女：43～172 μg／dℓ
WBC（白血球數）	4000～8000／mm^3
Plt（血小板數）	15萬～38萬 mm^3
紅血球沈降速度	男：2～10mm（1小時值） 女：3～15mm（1小時值）

維持適當體重

肥胖不只會引起高血糖和糖尿病，同時也是高血壓、動脈硬化、高血脂症、肝病、心臟病等許多生活習慣病的誘因。在容易發胖的中年期以後，特別需要維持適當體重。

☆內臟脂肪型肥胖是生活習慣病的根源

高血糖或糖尿病的要因之一就是肥胖。肥胖包括脂肪附著在上半身和附著於下半身的形態。

令人擔心的是蘋果型肥胖，也就是上半身肥胖。其中脂肪附著在內臟周圍的內臟脂肪型肥胖，和糖尿病等各種生活習慣病有密切的關係。

利用BMI（Body Mass Index）計算法算出的適當體重，是最不容易生病的標準體重。太胖或太瘦都容易引起疾病。

對於生活習慣病影響較大的肥胖，必須從小開始調整生活習慣。要預防肥胖，就必須全家人一起展現行動。

利用BMI算出你的適當體重

你是消瘦還是肥胖呢？
根據目前的體重算出你的 BMI 指數。

□ = □ ÷ □ ÷ □
BMI　體重(kg)　身高(m)　身高(m)

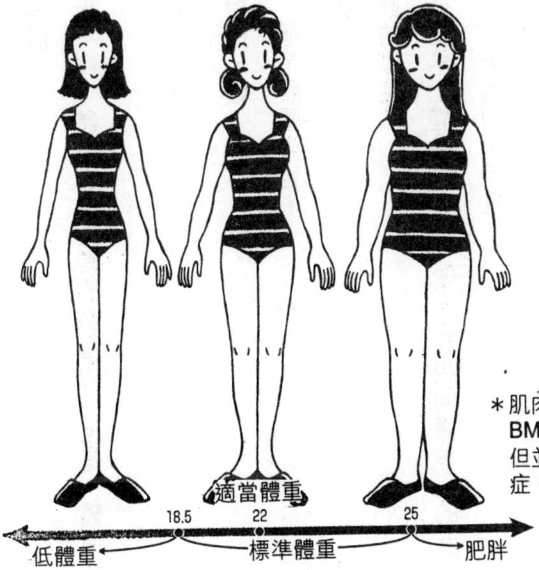

＊肌肉較多的人，BMI 指數較大，但並不算是肥胖症。

(BMI指數18.5以上、25以下)

（參考資料：「日本肥胖學會肥胖症診斷標準檢討委員會」報告）

包括各種身高的適當體重在內的標準體重速見表

身高	150cm	155cm	160cm	165cm	170cm	175cm	180cm	185cm
標準體重	41.6 kg以上 ∫ 56.3 kg不到	44.4 kg以上 ∫ 60.0 kg不到	47.4 kg以上 ∫ 64.0 kg不到	50.4 kg以上 ∫ 68.1 kg不到	53.5 kg以上 ∫ 72.3 kg不到	56.7 kg以上 ∫ 76.6 kg不到	59.9 kg以上 ∫ 81.0 kg不到	63.3 kg以上 ∫ 85.6 kg不到

了解你的健康體重，檢查自己目前的體重是否在容許範圍內。

注意隱性肥胖

表面上看起來不胖，體重也在正常的範圍內，但是，體脂肪率卻超過正常值，這也算是肥胖。

這些人要注意：

- 和年輕時相比，較少活動身體。
- 體重不變，但是腰圍變粗。
- 曾經減肥失敗。

利用體脂肪計的測定法：

在晚上沐浴後或早上醒來後，總之，要在相同條件下的同一時間帶測定。不要在意一天內的變化，要求取幾天內的平均值。

讓肥胖的身體恢復為適當體重

驟然或極端的減肥相當危險。以一個月瘦一～二公斤為目標，這樣就能夠在不會損害健康的情況下毫不勉強的確實減肥。

☆設定毫不勉強的減肥目標確實恢復適當體重

自己在無意識中所採取的行動形態（生活習慣），隱藏著肥胖的原因。自己很難客觀的去發現自己行動形態的特徵。

只要記錄一天的飲食內容、生活活動情況、體重、體脂肪、總步數等，就會發現存在很多的問題點。但是，如果要詳細的填寫記錄，恐怕容易半途而廢，因此，最好從能夠長久持續下去的簡單記錄開始做起。

例如，將一一四～一一五頁所列舉的體重表格放大影印，每天填入，就能夠製作成自己方便使用的體重表。

驟然減肥會損害健康。每個月輕鬆的瘦一～二公斤，讓體重慢慢的下降，這才是理想的做法。

☆一個月減少一公斤，則一天要減少二三〇大卡的熱量

要減少一公斤的體重，則總熱量要減少七千大卡。想要在一個月內輕鬆的瘦一公斤，則七千大卡除以三十天的數值，就表示一天要減少二三〇大卡的熱量。

只要增加運動量，或增加一半的運動量並減少一半的食量加以調節，就能夠減少二三〇大卡的熱量。

❗體脂肪增加時，胰島素的作用會減退

葡萄糖是以肝糖的形態貯存在肝臟中。多餘的葡萄糖則會轉換為脂肪，貯存在體內的脂肪細胞中。這時，需要借助胰島素的作用。

當脂肪細胞內的脂肪減少時，這個系統能夠順暢的發揮作用。但是，一旦蓄積在脂肪細胞的脂肪量過多時，則接受胰島素的細胞的系統就無法順暢的運作。結果，就會出現與缺乏胰島素同樣的狀態，多餘的葡萄糖貯存在血液中，使得血糖值上升。

當體重較胖時，脂肪細胞內的脂肪量增加，較瘦時就會減少。因此，過度肥胖會使得脂肪細胞增大↓胰島素的功能不良↓血糖值上升↓提高罹患糖尿病的可能性，造成連鎖反應。

肥胖的情況，包括熱量攝取過多以及抑制熱量消耗兩種因素。此外，也和基因有關。ob蛋白質及其受體db蛋白質對接時，將會導致脂肪攝取過多，而脂肪細胞會製造熱。此外，與脂肪分解有關的β_3受體發揮作用時，就會抑制脂肪的消耗。

memo

能夠消耗250大卡的運動量標準

- 購物（輕鬆步行）……2～3小時
- 家庭菜園・除草……2小時
- 跳民族舞蹈……1小時
- 慢跑（120m／分）……30～50分鐘
- 游泳(蛙式)……25～35分鐘

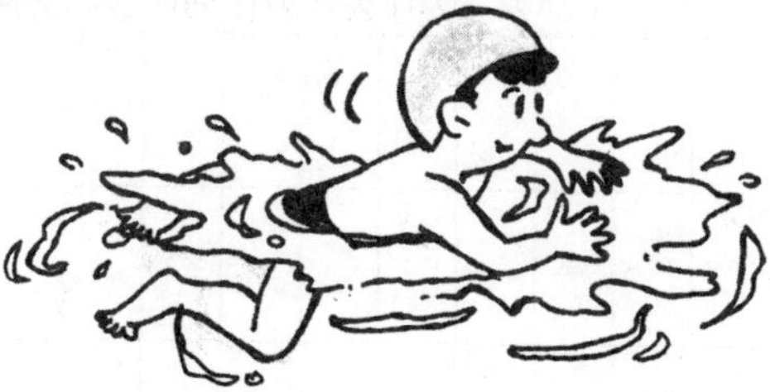

能夠減少250大卡的點心量標準

- 紅豆餡餅……1個
- 銅羅燒……1個
- 蛋糕……1個弱
- 巧克力蛋糕……3/4個
- 餡蜜豆（豆餡水果涼粉）

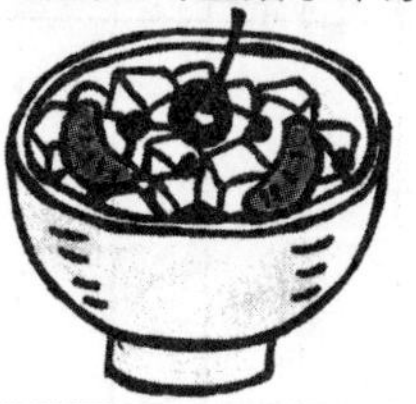

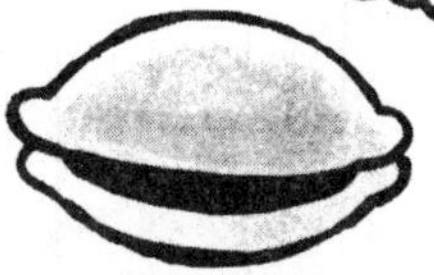

脂肪蓄積的場所也很重要。如果是屬於在腹部臟器周圍製造大量脂肪組織的內臟脂肪型肥胖，則其罹患糖尿病的機率遠比皮下脂肪型肥胖來得高。

COLUMN

●設定備考欄，寫一行日記。藉此能夠發現生活行動形態（生活習慣）與體重變動的關聯。

・(例)「參加慶生會，暴飲暴食」

適當體重(kg)	=	身高(m)	×	身高(m)	× 22

16日	17日	18日	19日	20日	21日	22日	23日	24日	25日	26日	27日	28日	29日	30日	31日

＊放大影印後使用

製作體重表

●一天一次在同樣的條件下量體重。
・(例)沐浴後或早上起床上完廁所後等。
・將體重計水平的置於硬地板上來測量體重。
●若體重計具有測量體脂肪率的功能，則要一併記錄體脂肪的數值。體脂肪率一週記錄 1～2 次也無妨。

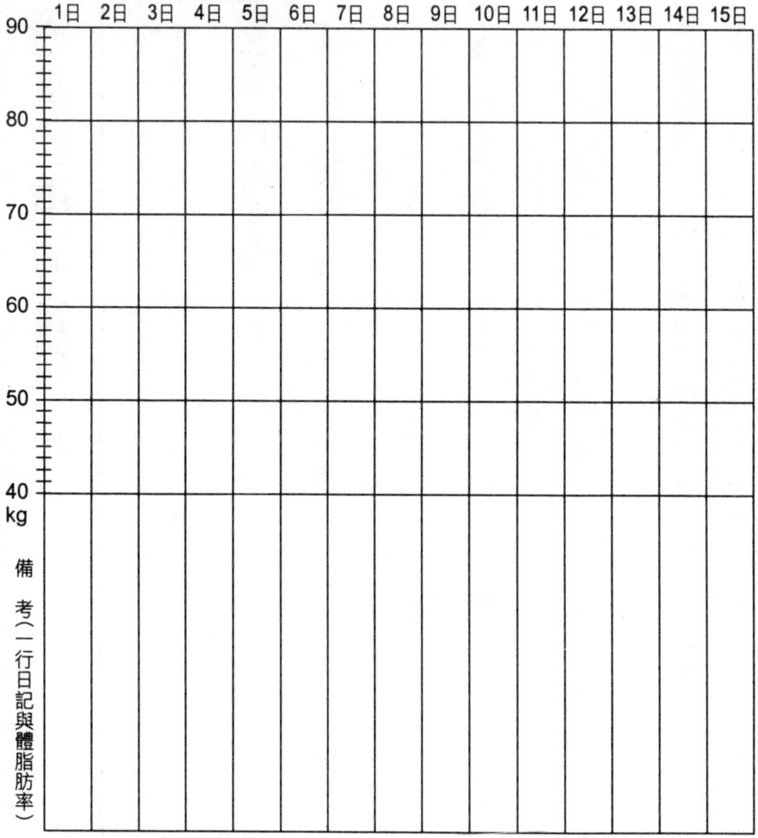

※畫出你的適當體重線

能夠維持適當體重的食量

肥胖最主要的原因，就是進食太多和運動不足。能夠正常消耗掉經由食物所得到的熱量，保持熱量的收支平衡，就不會肥胖。

☆要估計消耗熱量來攝取適量的飲食

藉著飲食所攝取的熱量，被用來進行各種生命活動，剩餘的部分則成為中性脂肪蓄積在脂肪細胞內。即使吃得不多，但是，只要平常所消耗的熱量較少，也會導致中性脂肪堆積，造成肥胖。

生命活動最低限度必要的熱量，稱為基礎代謝。用來維持體溫、血液循環、呼吸、消化和吸收等，同時也是睡眠時所需要的熱量。

到了四十歲左右，基礎代謝量逐漸減少。因為運動不足而肌肉量減少的人，基礎代謝量也會減少。

食量未變但基礎代謝量減少，就會造成多餘的中性脂肪蓄積在體內。

中年發胖的理由就在於此。所以，熱量攝取過剩就會引起肥胖，而肥胖會導致生活習慣病。

☆吃得太多也無法維持適當體重

現在很多女性因為減肥而變得太瘦。飲食是創造健康身體的重要基礎。吃得太多或太少都會損害健康。

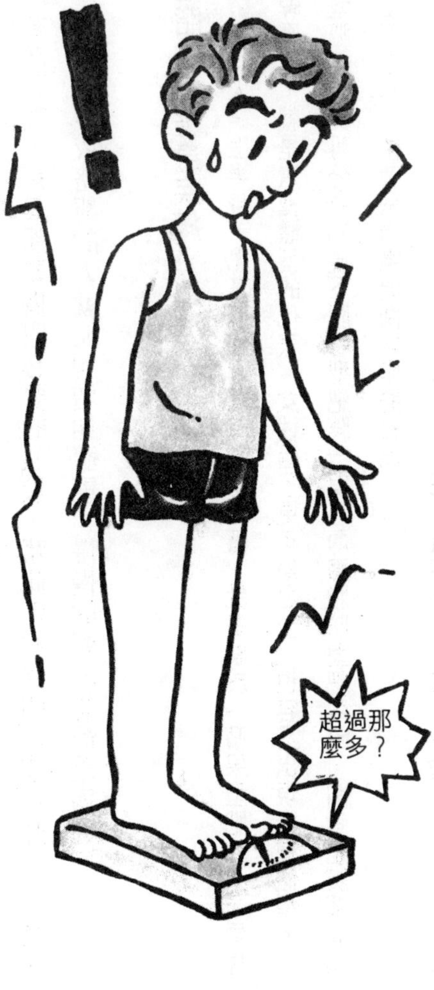

為維持適當體重，每天都要攝取必要的熱量，藉此則肥胖的人或略胖的人就能夠減少體重，而太瘦或略瘦的人就能夠增加體重，慢慢的朝理想體重邁進。

❗蓄積體脂肪會罹患疾病

中高年齡層的人，上半身，尤其腹部周圍有脂肪附著，就是屬於「蘋果型肥胖」。男性腹部突出的啤酒肚，就是這種體型的代表。女性過了更年期之後，也容易出現這種體型。

「蘋果型肥胖」又可分為「皮下脂肪型肥胖」與「內臟脂肪型肥胖」。前者是腹部周圍附著較多的皮下脂肪，後者是內臟周圍的脂肪較厚。

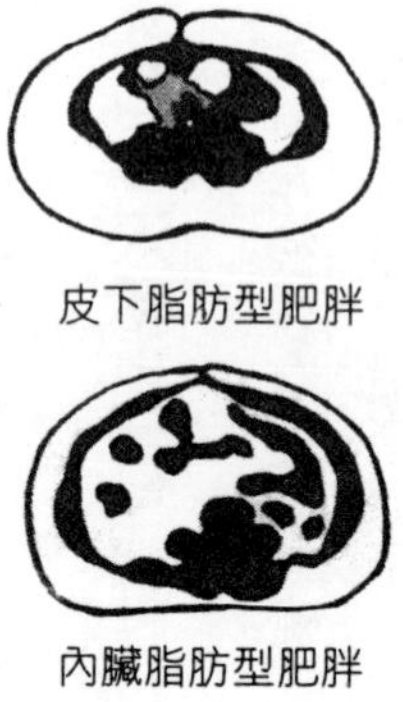

利用CT畫像可以發現脂肪（泛白部分）的附著方式。

內臟周圍的脂肪直接進入肝臟，影響代謝，和生活習慣病有密切的關係。

一九九九年日本肥胖學會發表標準，認為男性腰圍在八五cm以上、女性在九十cm以上，就算是上半身肥胖。

其次，根據腹部CT法，男女內臟脂肪面積達到一百cm^2以上，就算是內臟脂肪型肥胖。

❗內臟脂肪型肥胖會引起「死亡四重奏」

內臟脂肪型肥胖會引起肥胖、高血壓、糖尿病、高中性脂肪血症這四種症狀齊聚一堂的「死亡四重奏」。不加以處理，則因為心肌梗塞等心臟病而死亡的危險性較高。

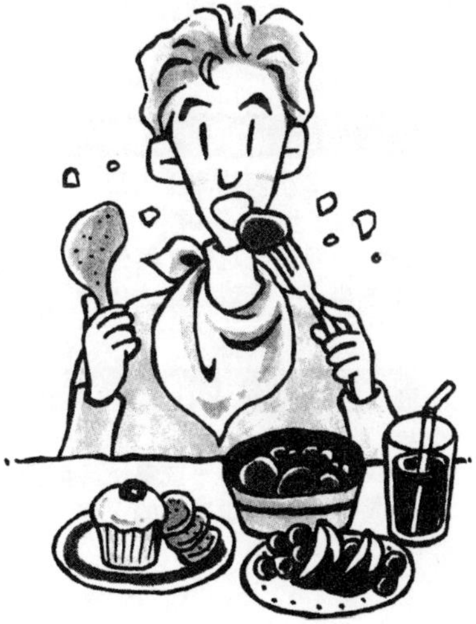

COLUMN

你的一天熱量需要量

使用下表，將符合你的性別、年齡層的基礎代謝標準值（121頁表）乘以現在體重或適當體重（有肥胖傾向、過瘦傾向的人則使用適當體重）的數值，這就是一天的基礎代謝量（①）。然後再乘以生活活動強度指數的數值，就是一天的熱量需要量（②）。

	適當體重(kg)	=	身高(m)	×	身高(m)	× 22
①	一天的基礎代謝量(kcal)	=	性別・年齡層 基礎代謝標準值(kcal／kg)	×	適當體重(kg)	
②	一天的熱量需要量(kcal)	=	一天的基礎代謝量(kcal)	×	生活活動強度與指數	

生活活動強度的指數

Ⅰ型　低　指數 1.3

除了花一小時散步、購物之外，幾乎都是坐著閱讀、學習、聊天、看電視、聽音樂等。

Ⅱ型　稍低　指數 1.5

花 2 小時搭車上下班、工作等，除了步行、乘車、接待客人、做家事等站著之外，其他時間多半是坐著工作或說話。

Ⅲ型　適度　指數 1.7

Ⅱ型（稍低）的人一天進行一小時左右的快走或持續騎自行車等比較劇烈的運動，或大部分的時間都站著工作，或花一小時進行農業、漁業等較重勞力的工作。

Ⅳ型　高　指數 1.9

一天花一小時進行激烈的訓練，或搬運木材，或農忙時期進行農耕作業等重勞力的工作。

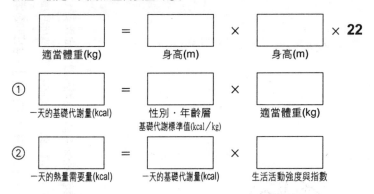

性別・各年齡層基礎代謝標準值與基礎代謝量

年齡層(歲)	成人男性				成人女性			
	標準單位		基礎代謝標準值	基礎代謝量	標準單位		基礎代謝標準值	基礎代謝量
	身高(cm)	體重(kg)	(kcal/kg/日)	(kcal/日)	身高(cm)	體重(kg)	(kcal/kg/日)	(kcal/日)
18～29	171.3	64.7	24.0	1550	158.1	51.2	23.6	1210
30～49	169.1	67.0	22.3	1500	156.0	54.2	21.7	1170
50～69	163.9	62.5	21.5	1350	151.4	53.8	20.7	1110
70以上	159.4	56.7	21.5	1220	145.6	48.7	20.7	1010

※成為基礎單位的身高、體重只是該年齡層的標準。從表中挑出適合自己年齡層的基礎代謝標準值當成標準值的目標。

●早、午、晚3餐分配1天的熱量需要量

大致將其3等分。早餐熱量稍少一些也無妨。

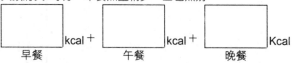

☐ kcal ＋ ☐ kcal ＋ ☐ Kcal
早餐　午餐　晚餐

吃點心時，點心為100～200大卡，剩下的熱量再3等分。

☐ kcal ＋ ☐ kcal ＋ ☐ kcal ＋ ☐ kcal
早餐　午餐　晚餐　點心

●晚餐的熱量要分配在主食、主菜、副菜及其他部分

晚餐的熱量依主食40%、主菜35%、副菜15%、其他10%的比率來分配。

☐ kcal ＋ ☐ kcal ＋ ☐ kcal ＋ ☐ kcal
主食　主菜　副菜　其他

（參考資料：「第六次修訂　日本人的營養需要量　飲食攝取標準」厚生勞動省）

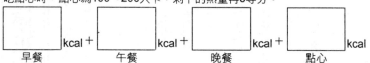

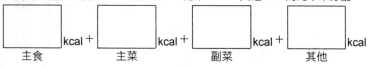

攝取均衡的營養素，保持穩定的血糖值

要使血糖值穩定，只是防止因為進食太多而攝取過剩的熱量是不夠的。要攝取各種食品，均衡的攝取各種營養素，這才是明智之舉。

☆均衡攝取各種必要的營養素

基本上，並沒有為了控制血糖而必須忌口的食物。

在自己需要攝取熱量的範圍內，均衡的攝取蛋白質、醣類、脂質、維他命、礦物質等必要的營養素。

只要持續攝取營養素均衡的飲食，就能夠保持血糖值的穩定。

要藉由三餐均衡的攝取一天所需要的熱量，決定好用餐的時間，規律、正常的攝取飲食。

主食（穀類）吃得太多，會使血糖值上升，所以要決定好一定的量，避免吃得過多。

同樣的，要減少攝取甜食。

memo

是否採用均衡攝取營養素的吃法呢？

—自行檢查—

Q1	是否搭配組合各種食品來吃？	是	否
Q2	是否在調理法上出現偏差？	是	否
Q3	是否經常利用外食、加工食品或調理食品？	是	否
Q4	是否積極攝取穀類？	是	否
Q5	是否充分攝取蔬菜？	是	否
Q6	是否每天吃水果？	是	否
Q7	是否每天吃牛奶、乳製品、豆類、小魚？	是	否
Q8	是否經常吃海藻、菇類、藷類、乾貨等？	是	否
Q9	是否經常吃脂肪較多的肉、油炸食品等？	是	否
Q10	是否經常吃魚？	是	否
Q11	購買食品或外食挑選菜單時是否會參考食品成分表？	是	否

1、4、5、6、7、8、10、11回答「是」，2、3、9回答「否」的人是模範生。答案與此不同的人，則在該項目就要繼續努力。

食物纖維具有使血糖穩定上升的作用，所以要積極攝取食物纖維較多的蔬菜和菇類。

❶糖尿病的食物療法是營養均衡的優質健康食

缺乏胰島素時，由食物中攝取的葡萄糖等營養素無法被利用掉，身體細胞的營養陷入不良狀態。

未被利用掉的葡萄糖持續增加，充斥於血液中，這個狀態就稱為高血糖。不予理會，就容易引起併發症。

為預防這種情況發生，一方面要限制食量，一方面則要考慮攝取各種營養素，所以，必須要改變攝取飲食的方法。

已經罹患糖尿病的患者，要從醫學、營養學的角度去判斷血糖值的變動傾向、既往病歷、飲食歷、生活習慣等，要基於醫師的指示和指導來進行。這就是糖尿病的食物療法。

菜單內容要減少攝取熱量，但並不只是以此為目標。要均衡的攝取醣類、蛋白質、脂質這三大營養素，而維他命和礦物質也不可缺乏，這才是食物療法的根本。

但並不是說要攝取什麼不一樣的食品或採用不同的吃法。

目的就是要遵從醫師的指導，主動改善以往偏差的飲食生活，培養健康飲食生活的方式。
這種食物療法能夠預防生活習慣病，同時也是能夠得到長壽的健康食，就算不是糖尿病患者，也可以有效加以利用。肥胖或有肥胖傾向的人，藉此可以得到減肥效果。

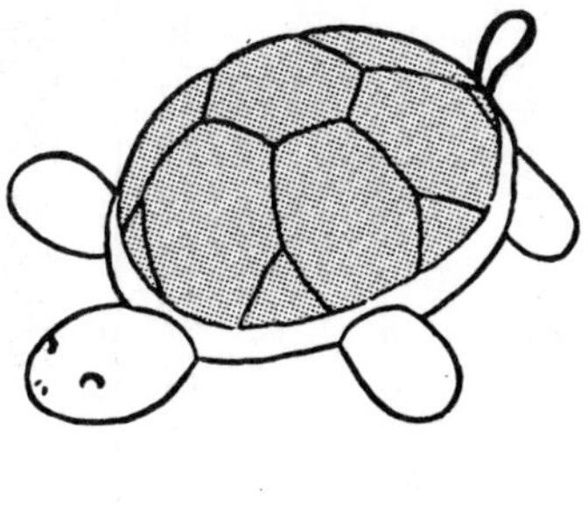

齊備「六大基礎食品群」攝取均衡的營養

想要高明的攝取均衡的營養素，就要從「六大基礎食品群」中攝取各種食品。

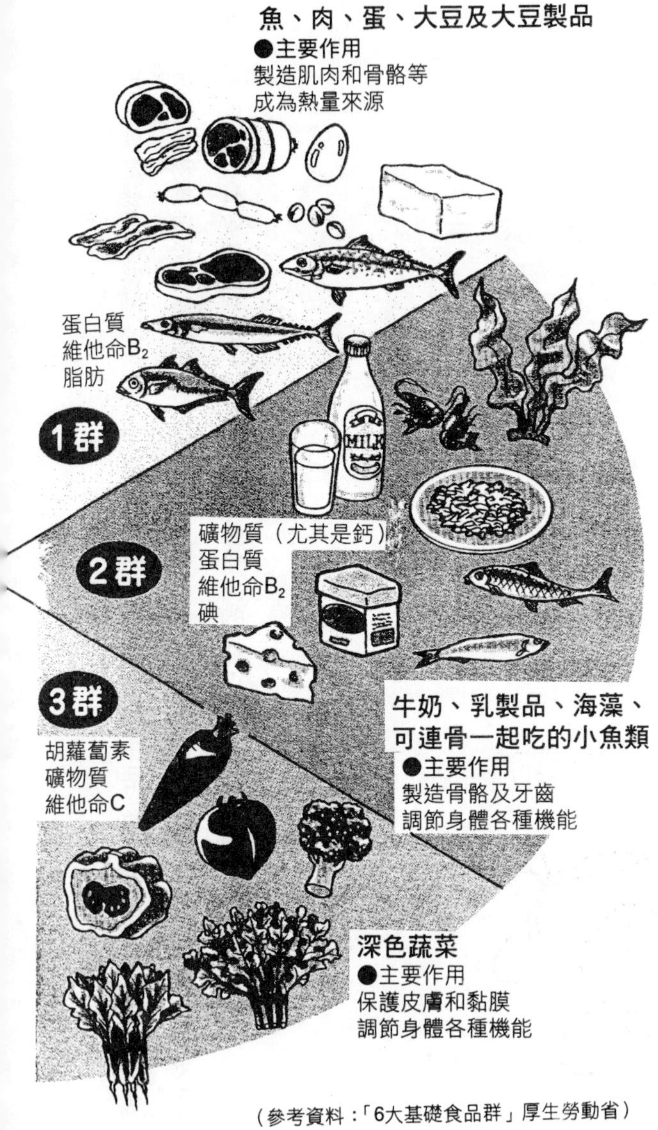
魚、肉、蛋、大豆及大豆製品
●主要作用
製造肌肉和骨骼等
成為熱量來源
蛋白質
維他命B_2
脂肪
1群
MILK
礦物質（尤其是鈣）
蛋白質
維他命B_2
碘
2群
牛奶、乳製品、海藻、
可連骨一起吃的小魚類
●主要作用
製造骨骼及牙齒
調節身體各種機能
3群
胡蘿蔔素
礦物質
維他命C
深色蔬菜
●主要作用
保護皮膚和黏膜
調節身體各種機能

（參考資料：「6大基礎食品群」厚生勞動省）

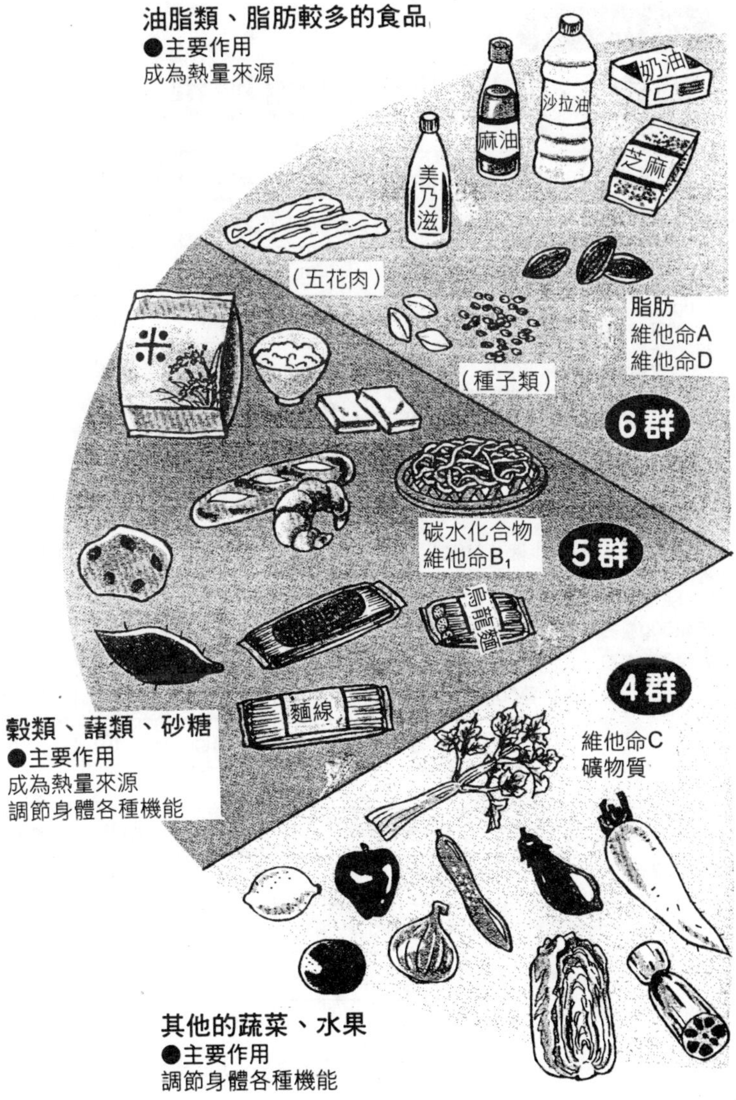
油脂類、脂肪較多的食品
●主要作用
成為熱量來源
奶油
沙拉油
麻油
芝麻
美乃滋
(五花肉)
脂肪
維他命A
維他命D
(種子類)
6群
米
碳水化合物
維他命B1
5群
烏龍麵
麵線
4群
維他命C
礦物質
穀類、藷類、砂糖
●主要作用
成為熱量來源
調節身體各種機能
其他的蔬菜、水果
●主要作用
調節身體各種機能

COLUMN

設定一天適當食量的標準

3群　4群	食品例	熱量	鉀	鈣	胡蘿蔔素	維他命C
一天的標準 • 蔬菜總量350g以上 • 3群的深色蔬菜120g以上 • 4群的其他蔬菜230g以上 1個水果（蘋果中型1個或橘子2個以下）	胡蘿蔔100g	37kcal	280mg	28mg	1700μg	4mg
	菠菜100g	20kcal	690mg	49mg	4200μg	35mg
	白蘿蔔100g	18kcal	230mg	24mg	0μg	12mg
	白菜100g	14kcal	220mg	43mg	99μg	19mg
	蘋果100g	54kcal	110mg	3mg	21μg	4mg

5群	食品例	熱量	碳水化合物	蛋白質	維他命B_2
一天的標準 • 穀類、飯為3～4碗 • 藷類50g左右 • 砂糖20g左右	飯1小碗（110g）	185kcal	40.8g	2.6g	0.01mg
	6片切吐司麵包2片（120g）	317kcal	56.0g	11.2g	0.05mg
	烏龍麵一餐份（熟200g）	252kcal	51.6g	6.2g	0.02mg
	馬鈴薯50g	38kcal	8.8g	0.8g	0.02mg
	砂糖(上等白糖)10g	38kcal	9.9g	(0)	(0)

6群	食品例	熱量	脂肪	維他命A
一天的標準 由脂肪所攝取到的熱量，應該佔一天總熱量的20～25%。脂肪存在於各種食品中，所以調理所使用的植物油只要1～2大匙即可。	調和油10g	92kcal	10g	0
	加鹽奶油10g	75kcal	8.1g	52
	美乃滋（全蛋型）10g	70kcal	7.5g	1.8
	熟芝麻10g	60kcal	5.4g	3

（參考資料：科學技術廳資源調查會編「五訂日本食品標準成分表」）

攝取熱量具有個人差。熱量的調節，主要是從一群的魚、肉和5群的穀類及6群的油脂類的量來斟酌。

1群	食品例	熱量	蛋白質	脂肪
1天所需要的蛋白質量是，適當體重1kg需要1.2g。例如適當體重50kg的人，需要60g的蛋白質。 一天的標準 • 蛋一個（50g） • 大豆及大豆製品100g以上 肉＋魚約100～120g左右 ＊不只是一群的食品，其他的食品中也含有蛋白質。	雞胸肉（嫩雞）100g 腿肉（帶皮）100g	105kcal 253kcal	23.0g 17.3g	0.8g 19.1g
	牛脊背肉(日本牛)100g 腿肉(帶有肥肉)　100g	223kcal 246kcal	19.1g 18.9g	15.0g 17.5g
	豬脊背肉(大型種)100g 里肌肉(帶有肥肉)100g	115kcal 263kcal	22.8g 19.3g	1.9g 19.2g
	遠東沙腦魚 100g	217kcal	19.8g	13.9g
	虱目魚 100g	202kcal	20.7g	12.1g
	鮪魚(瘦肉)100g	93kcal	21.6g	0.1g
	紅鮭魚 100g	138kcal	22.5g	4.5g
	雞蛋(1個) 50g	76kcal	6.2g	5.2g
	傳統豆腐（1/3塊）100g	72kcal	6.6g	4.2g

2群	食品例	熱量	鈣質	蛋白質
一天的標準 • 牛奶、乳製品130g以上 • 海藻（乾燥）5～10g • 小魚（乾燥）5～20g	普通牛奶200g	134kcal	220mg	6.6g
	優酪乳(全脂無糖)100g	62kcal	120mg	3.6g
	加工乾酪20g	68kcal	166mg	4.5g
	海帶芽(自然乾燥)5g	6kcal	39mg	0.7g
	魩仔魚(略乾)20g	23kcal	42mg	4.6g

避免壓力過剩

壓力是高血糖和糖尿病的誘因之一。現代社會充斥著壓力。在積存過剩的壓力之前，要高明的紓解壓力。

☆過剩的壓力會破壞身體功能

壓力，是指從外界加諸於身心的刺激以及身心對於外界刺激的反應。適度的壓力，是維持身心健康不可或缺的條件。

但是，置身於忙碌、複雜的現代社會，很容易導致壓力過剩，對於神經、內分泌、免疫系統造成不良的影響。

承受壓力及反應壓力的方式具有個人差。有的人並沒有自覺到是壓力，不覺得自己承受壓力。

在一三三頁面的專欄中會介紹「壓力度檢查」，可以嘗試確認一下自己到底承受了多少壓力。輕度的壓力，可以利用泡澡、按摩、做伸展體操、聽音樂、從事休閒活動等運動來紓解壓力。

memo

避免壓力蓄積

我們生活在世，不可能過著完全擺脫壓力的生活。但是只要留意以下事項，就能夠紓解壓力。

工作時

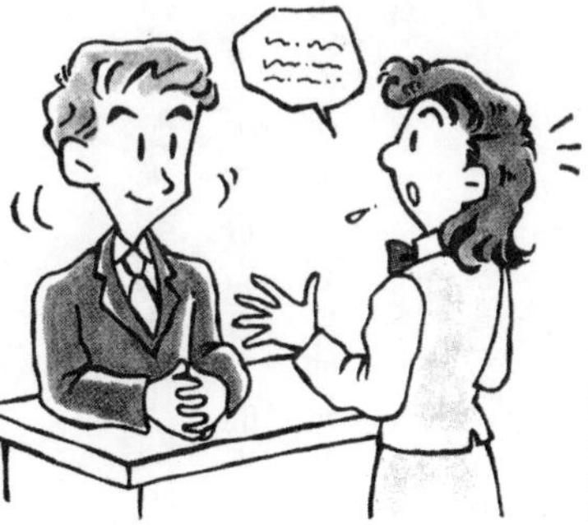

①不要過度熱中
②不要抱持完美主義
③以70～80的心力處理工作，擁有餘裕
④不要追著時間跑
⑤避免蓄積不滿，有意見就要說出來
⑥工作不要自己一肩挑，要請周遭的人協助
⑦疲勞時就要休息
⑧失敗也不要鬱鬱寡歡

生活上

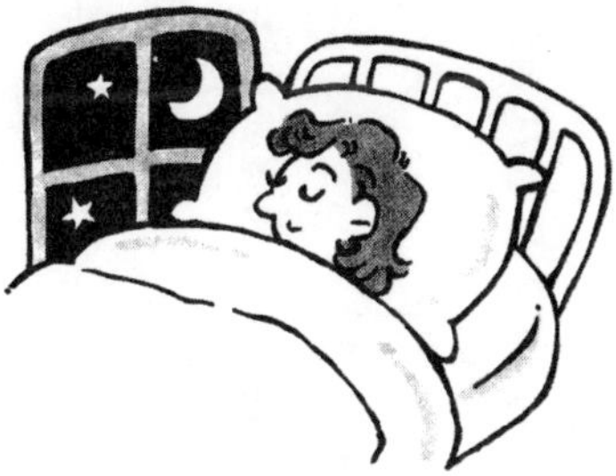

①要和家人、朋友聊天
②重視餘暇（興趣或運動）
③不要同時做2件以上的事情
④擁有足夠的睡眠
⑤擁有私人時間，忘記工作，保持悠閒的心情

在這個檢查中有一半以上的符合項目，就算是擁有中度的壓力，這時最好去看心療內科或精神科的專科醫師，避免陷入重度的壓力症中。

❗足夠的睡眠能夠消除壓力

睡眠不只能夠讓疲勞的身體得到休息，同時也能夠改變心情，是不可或缺的紓壓條件。睡眠不足會引起高血壓、疲勞感、集中力減退、情緒不穩定，會對身心造成各種影響。

確保足夠的睡眠，才能夠創造足以抵擋壓力的身體。

❗每天都要攝取能夠穩定情緒的鈣

當情緒焦躁時，可能是體內缺乏鈣。鈣能夠適度保持腦和神經的興奮，具有穩定情緒的作用。藉著牛奶、乳酪及優酪乳等，能夠輕鬆的攝取到鈣。每天都要攝取。

❗攝取足夠的維他命C能夠強化對抗壓力的力量

對抗壓力，需要腎上腺皮質激素。而生成腎上腺皮質激素時，需要大量的維他命C。

藉著水果，能夠輕鬆的攝取到維他命C。例如草莓、橘子、木瓜、奇異果等水果中，都含有豐富的維他命C。但是，高血糖的人不宜攝取太多。

蔬菜中也含有豐富的維他命C，所以，每天都要攝取足夠的蔬菜。

COLUMN

自己可以進行的壓力度檢查

問題A

①覺得口中發麻
②經常感覺頭重
③覺得眼瞼跳動，眼睛疲勞
④覺得胸口苦悶、呼吸困難、心悸
⑤沒有食慾
⑥看到食物就覺得噁心
⑦上班途中會出現下痢
⑧有便秘傾向，排氣不順
⑨肩膀酸痛
⑩腋下、手掌經常冒汗
⑪容易出現蕁麻疹
⑫容易感冒
⑬經常感覺疲勞
⑭有失眠傾向，早上起不來
⑮不想與他人交談或見面
⑯對工作缺乏興趣與幹勁
⑰易怒、焦躁
⑱出現胃脹、噯氣
⑲胃痛

問題B

①最近有家人或朋友過世或罹患重病
②慎重考慮子女的婚姻
③有家庭問題（升學考試、失和、離婚、暴力）
④最近預定結婚或生產
⑤考慮搬家
⑥家庭或財產蒙受損失
⑦面臨退休
⑧工作量較多，星期六、日也無法休息
⑨最近預定調職、出差或換工作
⑩競爭對手好像要陞遷
⑪將要陞遷或面臨升級考試
⑫目前面對官司
⑬有性方面的不快問題
⑭在工作上讓公司蒙受損失或倒閉
⑮身邊有討厭的人。和上司意見不合
⑯其他。發生對自己而言不快的事情

●檢查重點

在問題Ａ中符合二項以上、問題Ｂ中符合一項以上，可能會因為壓力而導致心身症。

心身症是因為社會環境造成精神壓力，使身體出現異常疾病。

為避免罹患心身症，首先要從壓力中解放出來。此外，精神上的自立也很重要。對付方法，就是由專家進行心理諮商，或實踐自律神經訓練法、藥物療法等。

（參考資料：「解救自己身體之書」）

最近增加的「憂鬱狀態」似乎在反映壓力社會

任何人都有情緒低落的時候，而如果過度，就是憂鬱狀態。經由治療，能夠消除憂鬱狀態，但是如果沒有察覺，就有可能會步入自殺之途。

憂鬱狀態依性質的不同而有不同，但多半是壓力造成的。請參考下面的檢查表來確認憂鬱狀態的徵兆。有10個以上的符合項目時，就要去看心療內科或精神科的專科醫師。

憂鬱狀態的自我檢查

1 因為不安而寂寞憂鬱、想哭
2 眼睛失去光輝，鬱鬱寡歡，面無表情
3 倦怠、容易疲勞
4 沒有食慾、便秘或下痢、消瘦
5 睡不著、睡眠較淺，一大早就醒來
6 擔心心悸或心跳加速的問題
7 性慾減退，對異性毫無興趣
8 上午情緒低落，對任何事都興趣缺缺
9 不想和他人見面，討厭交際應酬
10 對事物不感興趣，甚至遠離電視和報紙
11 不斷思考應該要做些什麼，無法埋首於工作中
12 無法集中精神於工作或其他事物上
13 缺乏決斷力，對於能夠輕鬆處理的事情卻感到不知所措
14 覺得自己在人生中是失敗、落伍的人
15 沒有生活或人生目標，不抱持希望
16 不想妝扮自己，不化妝也不照鏡子
17 想自殺

（參考資料：「決定版　預防成人病的一切」）

探索生活習慣問題點的自我檢查

血糖值較高的你，是否擁有這些生活習慣呢？如果有符合的項目，就要儘早改善。關於具體的實踐法，請看一三七頁以後的介紹。

符合的習慣

Q1 是否經常維持飽食狀態？

Q2 每天都會吃一次點心或消夜嗎？

Q3 每天都會喝加入砂糖的咖啡、果汁、汽水嗎？

Q4 一週吃魚三次以上嗎？

改善目標

符合箭頭記號上所標示的「是」或「否」的人，請進行以下的生活習慣改善。

Q1 是 經常維持飽食狀態的人，不知不覺中，攝取過剩的熱量。吃東西時必須要充分咀嚼，以吃七分飽為目標。在還想吃喝一點時，就要停止。

Q2 是 點心和消夜是造成熱量過剩的一大原因。可以立刻吃的零嘴或泡麵不要囤積在家中，藉此能夠杜絕每天吃零食的習慣。

Q3 是 含有砂糖的咖啡、果汁、汽水等二百毫升中，含有一大匙砂糖，相當於半碗飯的熱量。每天習慣性的飲用，會造成熱量攝取過剩。最好以開水、茶、無糖飲料取而代之。

Q4 否 和肉相比，魚的熱量較低（約為一半）。同時，魚類中含有很多的n－3系多元不飽和脂肪酸，具有降低血中中性脂肪或血糖的作用。二天吃一次魚，或一週內吃魚和吃肉的機會各半，甚至多攝取一些魚比較好。

Q5 每天三餐都會攝取醃漬菜以外的蔬菜嗎？

否 蔬菜是低熱量食品，不會使血中的中性脂肪或血糖上升。最好一天攝取三五〇克以上。可利用果菜汁來補充。醃漬菜含鹽量較多，最好少吃。

Q6 每天攝取水果嗎？

是 水果是維他命C和食物纖維的寶庫，但是果糖含量較多，攝取太多，會導致熱量過剩。最好一天吃一次水果，例如中型蘋果一個或橘子二個以下。

Q7 每天都會吃大豆製品（豆腐、油豆腐塊、納豆、煮豆等）嗎？

否 大豆製品（豆腐、油豆腐塊、納豆、煮豆等）不僅是低熱量食品，同時，其中所含的亞油酸能夠穩定血糖，最好每天攝取一百克。

Q8 酒類以清酒來換算的話，是否一天喝一八〇毫升以上（相當於啤酒一大瓶以上、威忌雙份一杯以上、葡萄酒一八〇毫升以上）？

是 酒會使得血中的中性脂肪和血糖上升，同時也是造成熱量過剩的原因。以清酒來換算，最好一天攝取一八〇毫升以下，三天設定一次休肝日。

Q9 每天會快走三十分鐘以上嗎？

否 快走的步行，是最輕鬆的運動。不只能控制肥胖，也具有穩定血中中性脂肪和血糖的作用。最好一天快步走三十分鐘以上。

Q10 是否經常利用電梯或手扶梯代替爬樓梯呢？

是 爬樓梯是運動強度稍強的運動。只要沒有罹患心臟病或呼吸系統等方面的疾病，就要積極的利用樓梯，不要使用電梯或手扶梯。

Q11 想要在六個月內戒菸嗎？

是 吸菸是引起動脈硬化及其他許多疾病的原因，要立刻戒菸。可以閱讀有關戒菸方面的書籍，或接受醫師、保健護士的個別指導，也可以參加健康教室。另外，也可以借助於尼古丁口香糖、尼古丁貼片等戒菸輔助物品。

（「生活習慣．生活環境評估手冊」（厚生勞動省）改編）

進食時要充分咀嚼同時吃七分飽

禁不起美食的誘惑而暴飲暴食的人，容易因為「高血糖」而引發「糖尿病」。依吃法的不同，又可分為狼吞虎嚥型和細嚼慢嚥型。

☆持續吃個不停的狼吞虎嚥型

吃東西時，這個信號會傳遞到腦，腦的滿腹中樞判斷已經吃飽了之後，就會將「不必再吃了」的訊息傳遞到胃。但是，在此之前會出現時間上的差距。

狼吞虎嚥型的人進食速度太快，等到腹部已經塞爆食物後，作業較慢的滿腹中樞才傳遞出飽足的信號。其結果就是進食過多。

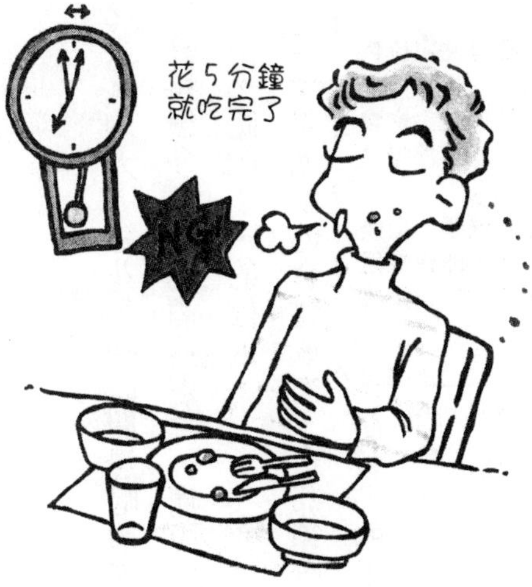

☆邊吃邊喝的細嚼慢嚥型

代表性的細嚼慢嚥型，就是喜歡喝酒、愛吃美食的人。會花很多時間邊喝酒邊享用下酒菜或配菜。因為酒會增進食慾，所以進食量很多。邊喝酒邊進食，滿腹中樞也無法送出「吃飽了」的信號。

下酒菜多半是油膩的食物或肉、魚卵等脂肪較多的重口味食物。最後又吃了飯或麵類。

這樣，當然容易因為「高血糖」而引起糖尿病。

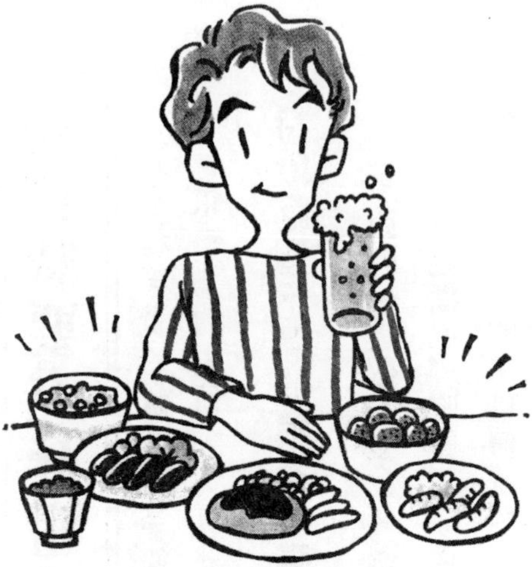

memo

以適當的速度進食的秘訣

狼吞虎嚥型的人，每吃下一口，就要將筷子置於桌上。

細嚼慢嚥型的人，則最好在進食之後再喝酒。

這麼一來，滿腹中樞就能夠追趕上進食的速度。而且感覺食物美味，在吃得很愉快的情況下會自然的停下筷子。

以前認為吃八分飽能夠獲得健康。但是高血糖的人最好吃七分飽。最初可能會覺得吃不飽，但是一個月內，「肚子」就能夠接受這種攝食方法了。

❗飯最好煮硬一些，充分咀嚼來吃

麵類的熱量較少，所以，有人認為比較適合糖尿病患者攝取。結果真的有人決定「午餐吃麵類」，但這是錯誤的做法。

麵類等將穀類製做成粉的加工食品容易食用，不知不覺中會吃得過多，而且消化吸收較快，會使血糖值迅速上升，所以，不能夠當成控制血糖食來攝取。

要防止進食太多，方法之一，就是將飯煮得硬一些。

有的人認為「這樣會引起消化不良」，但多花一點時間充分咀嚼，就可以縮短與滿腹中樞送出信號時間的差距。充分咀嚼不易消化的食物，反而適合用來當成控制血糖的食物。

此外，也要多利用牛蒡、大豆等較硬、富含纖維質的食材。與其吃肉，不如吃魚，與其吃肉塊，不如選擇要花點工夫來吃、延長用餐時間的帶骨、帶頭尾的食材。

為了多攝取一些蔬菜，最好加熱食用。生菜的分量看起來雖多，但多半是空氣，事實上量並不多。

將滿滿的一盤蔬菜加熱煮過之後，就會發現量減少了許多。此外，加熱調理，也有避免引起食物中毒的優點。

吃下一口之後就放下筷子，這也是預防進食太多的一個方法。

COLUMN

進食太多與血糖值上升的關係

「稍微吃多了一些」也會在體內出現危險信號

對本人而言，多吃一口似乎無關緊要，但是，對內臟而言，卻是「發生緊急事態了」。

我們能夠活動、思考，就是因為肌肉或脂肪等組織能夠將血中的葡萄糖（血糖）吸收到細胞內，經由燃燒製造出熱量的緣故。葡萄糖進入細胞內，必須要由胰臟方面送來的胰島素及細胞方面的胰島素專用受體互相對接才行。

進食太多時，腦會將「為了處理葡萄糖，要增產胰島素」的指令送達到胰臟。胰臟充分運轉，胰臟的β細胞不斷的生產胰島素，因此體內出現大量的胰島素，突然形成高胰島素狀態。

但是，當胰島素的生產超過一定量時，受體疲勞，就會出現脫落受體。這時，葡萄糖的利用效率減低，胰島素的感受性也會下降。

進食太多時血糖值上升的構造

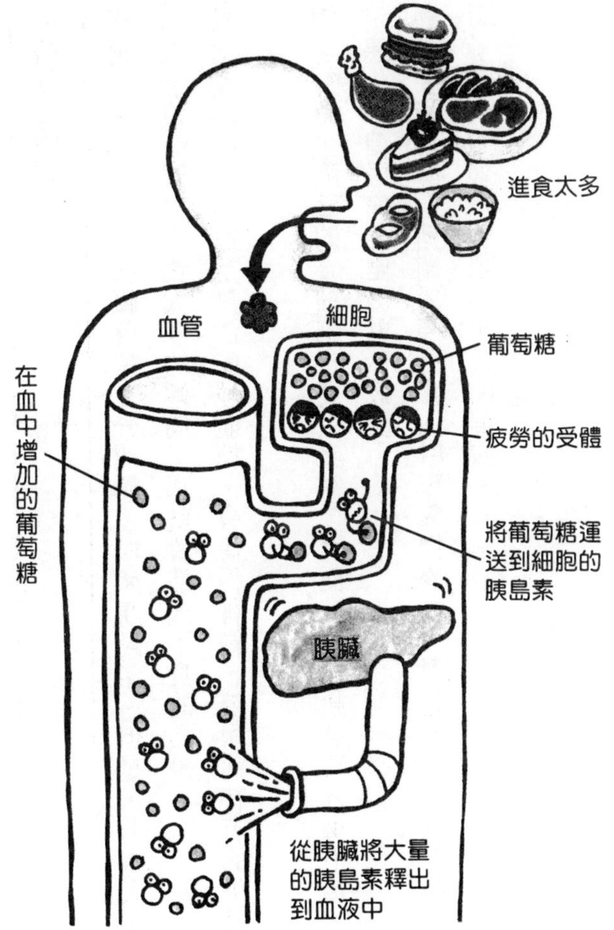
從胰臟將大量的胰島素釋出到血液中

胰島素和受體無法順利的對接，會使得事態變得嚴重。

進食很多但依然消瘦……

如果不能夠正常化的話，胰臟就會充分運轉，增產胰島素。但是，若本人不知道這種情況而依然沒有改善進食太多的傾向，那就會造成不良的結果。

好不容易增產的胰島素還是無法處理血糖，會使得神經、糖尿病特有的併發症症狀出現在各處。

情況繼續進行時，胰臟的β細胞會發生異常，反而會造成胰島素分泌不足。

一旦情況惡化，糖尿病會變得更為嚴重。

這時，必須要使用降血糖劑或胰島素注射等藥物療法。到此地步，幾乎無法利用葡萄糖，就算進食很多，也依然十分的消瘦。

杜絕每天的點心、消夜

點心、消夜是熱量攝取過剩的一大原因。雖然不易戒除，但是，為了使高血糖恢復正常，必須要杜絕這些不良習慣。

☆口腹之慾會造成高熱量，可以藉由運動來紓壓

和朋友邊聊天邊吃東西、邊看電視邊吃東西或睡前吃消夜，都會導致熱量攝取過剩。

雖然這些做法都具有消除壓力的效果，但卻會造成熱量攝取太多。點心、麵包、零食、泡麵等輕易得手的食物，幾乎都是高熱量食品。一個豆餡饅頭的熱量相當於一碗飯的熱量，約為一五〇大卡。如果想要經由運動消耗掉這個熱量，就必須要走三十分鐘。

罹患高血糖的人，為了珍惜生命，最好戒除吃點心和消夜的習慣。但拚命忍耐不吃，會導致壓力堆積。這時，可以藉著散步或做一些輕鬆的體操來轉換心情。

❗高血糖患者可以使用甜味料嗎？

山梨醇、赤蘚醇、阿斯巴甜、還原麥芽糖、南美甜葉菊等，很多使用新甜味料的食品上市。

多半是使用在加工食品中，只要看加工食品的成分標示，就可以知道所含的成分。

這些人工甜味料並不是蔗糖（砂糖）或葡萄糖，糖尿病患者食用，血糖值也不會上升。熱量極低。很多人會利用其來增添甜味，當成糖尿病的食物療法來利用。

但是習慣於甜味後，就會想吃含有較多砂糖的食品。

人工甜味料的味道遠不及天然的砂糖，有些食品會搭配組合使用砂糖和人工甜味料，但熱量不低。

如果真的很想吃甜食，最好選用還原麥芽糖製做的食品。

memo

點心、消夜的熱量比較

（依材料內容和分量的不同，熱量也不同，數值只是一個參考標準）

蛋糕一塊……280大卡
巧克力蛋糕一塊……320大卡
烤起司蛋糕一塊……225大卡
甜甜圈一個……185大卡
奶油泡芙大一個……250大卡
布丁一個……175大卡
冰淇淋一杯……275大卡
果凍一杯……110大卡
巧克力冰淇淋……475大卡
豆餡饅頭中一個……155大卡
年糕小紅豆湯一碗……370大卡
紅豆餅大一個……257大卡
銅羅燒一個……256大卡
車輪餅一個……160大卡
餡蜜豆一碗……245大卡
豆餡糯米餅一個……170大卡
羊羹2公分厚一塊……80大卡
長條型蛋糕3公分厚一塊……190大卡
丸子串(醬油口味)一串……50大卡
甜鹹仙貝一片……55大卡
杯麵一個……355～470大卡
洋芋片20克……110大卡
肉包子一個……200大卡
豆沙包一個……230大卡

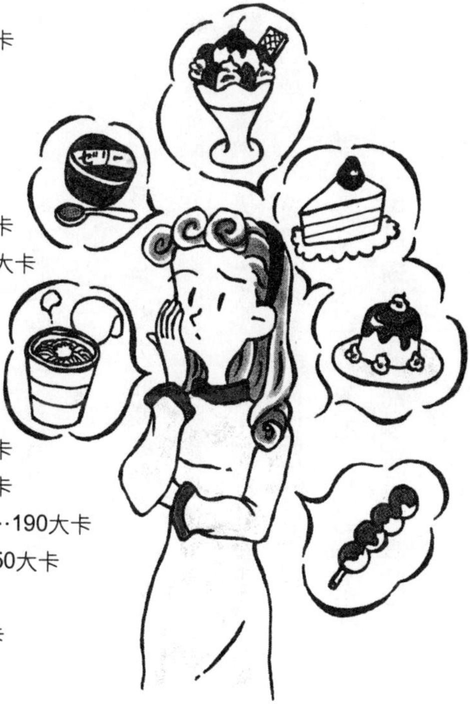

（參考資料：「食療菜單事典」法研）

COLUMN

愛吃點心的人一週三次以下在白天吃

沒有零食（點心）就活不下去，或認為點心比三餐更重要的人，該怎麼辦呢……。對於這些人來說，即使告訴他們「吃點心容易罹患糖尿病」，恐怕也是多說無益。

過度忍耐反而會造成暴飲暴食

過度嚴格限制熱量，容易因為無法忍受壓力而暴飲暴食，結果反而會變得肥胖。為避免造成這種情況，應該要在不會奪走人生樂趣的情況下給予某種程度的點心。原本每天吃點心的習慣改為二天吃一次。不過，只能夠在下午三點左右享用。

在活動旺盛的白天吃點心，所攝取的熱量能夠迅速的被消耗掉。

此時，要注意二點。第一就是要從三餐去除點心中所含的熱量。譬如減少飯或馬鈴薯的攝取量，就能夠與從點心中所攝取到的熱量相抵。真的愛吃點心的人，應該能夠辦到這一點。

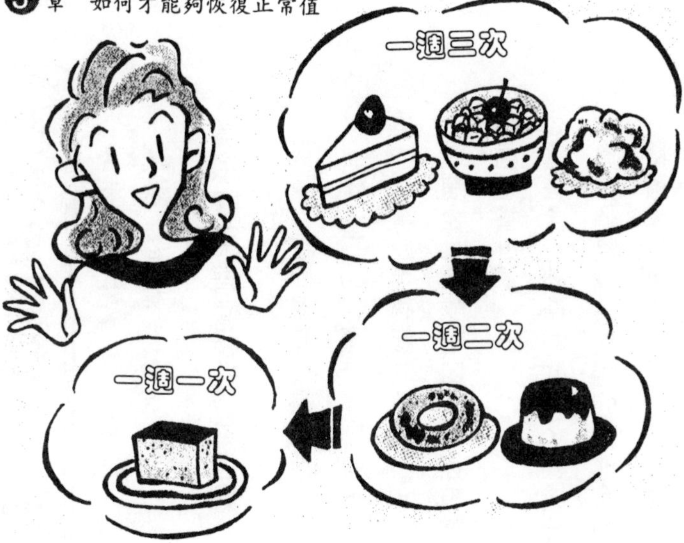

另一點是吃點心時勿搭配甜果汁。加糖的咖啡、紅茶中含有大量的砂糖，最好以無糖的茶或開水取而代之。

可以享用點心但不可以吃消夜

能夠減少為一週吃點心三次以後，就要邁入中級階段。亦即要將含有砂糖的甜點更換為水果或茶水等。接著，要向一週吃點心二次挑戰，然後再邁入一週一次，最後就可以完全擺脫點心了。習慣從每日吃點心變成一週三次之後，就會產生「自己也能夠辦到」的自信，對於下一個階段的挑戰充滿信心。

但是，消夜則要絕對禁止。晚上幾乎沒有運動量，睡前吃東西，熱量無法被消耗，葡萄糖完全殘存，所以絕對不可吃消夜。

飲料要選擇茶、開水或無糖飲料

含有砂糖的咖啡、果汁、汽水等都是高熱量食品。高血糖的人，要選擇茶、開水、無糖飲料。

☆當水飲用會導致熱量過剩

很多人在口渴時會喝果汁、汽水等飲料，但是，這些都是高熱量食品。一杯（二〇〇毫升）咖啡、紅茶、果汁、汽水等含糖飲料中，約含有一大匙的砂糖，相當於半碗飯的熱量。

這類食品美味可口，往往被當成茶水來飲用，結果導致熱量攝取過剩。當然，血糖值也會升高。

這些含有砂糖的飲料，其成分中多半是醣類，只含有微量製造身體的蛋白質，以及負責調整身體功能的維他命和礦物質。

持續大量攝取高熱量、低維他命、低礦物質的醣類食品，當然會由高血糖演變成糖尿病。

☆喝茶能夠品嘗到茶香，同時也是無熱量飲料

血糖值較高的人，要馬上與「會導致糖尿病的飲料」絕緣。最好改喝茶和開水

memo

飲料的熱量比較

添加砂糖的咖啡牛奶
1杯……23大卡

純柳橙汁1杯
(200毫升)……80大卡

可樂1杯
(200毫升)……84大卡

汽水1杯
(200毫升)……74大卡

巧克力奶1杯……58大卡

運動飲料1杯
(200毫升)……48大卡

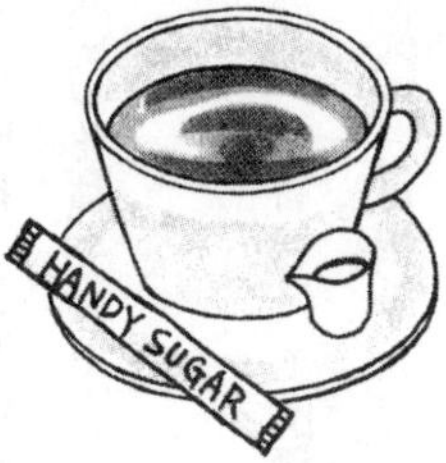

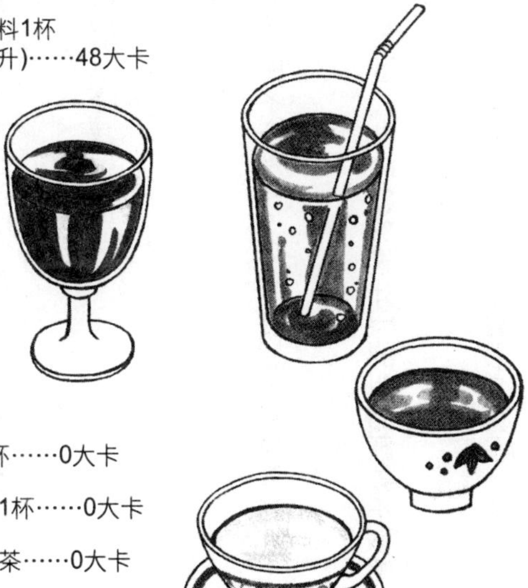

綠茶1杯……0大卡

烏龍茶1杯……0大卡

無糖紅茶……0大卡

麥茶……0大卡

無糖咖啡1杯……0大卡

（參考資料：「食療菜單事典」）

等無糖飲料。不加糖的咖啡、紅茶也可以飲用。

綠茶、烏龍茶、普洱茶、香片、洋甘菊茶等各種花草茶都不錯，可依自己的喜好來選用。

藉著品嘗茶香，就能夠使血糖值下降為正常值。

❗純天然果汁中也含有砂糖

最近「一〇〇%純天然果汁」的商品受人歡迎。很多人認為這種純果汁不可能含有砂糖。

但是，請仔細看看包裝上的標示，只寫「一〇〇%果汁」的製品應該不多吧！大部分都會標示砂糖含量〇%或果糖含量〇%。

純果汁的酸味太強，殘留青臭味，而且味道不穩定，很難製成商品。再加上消費者也追求「香甜的果汁」，所以就算是使用天然的純果汁，也會加入砂糖和果糖來提升甜味。

多攝取一些魚類料理

魚的脂肪不僅能夠降低血糖值，同時也能夠降低血中ＬＤＬ膽固醇（壞膽固醇）和中性脂肪，預防高血脂症。至少二天要吃一次魚。

☆重新評估吃魚的飲食生活

飯、味噌湯、烤魚、燙青菜、醬菜、納豆……，以前的餐桌上經常會出現魚類料理。

討厭魚、對魚過敏的人另當別論，不過，長年來的國人餐桌上，幾乎都少不了魚。

但現在的餐桌情況大為改變，以肉類料理為主，出現追求歐美飲食的傾向。

魚的脂肪中，含有豐富的二十碳五烯酸（ＥＰＡ）和二十二碳六烯酸（ＤＨＡ）等ｎ-3系多元不飽和脂肪酸，對健康很好，備受注目。

這些物質能夠降低血中的ＬＤＬ膽固醇或三酸甘油酯（中性脂肪），同時具有增加ＨＤＬ膽固醇（好膽固醇）的作用和防止血栓生成的作用，能夠預防高血脂症、動脈硬化、高血壓、腦血管障礙、缺血性心臟疾病。此外，也能夠降血糖。

與歐美相比，國內的心臟病患者較少，原因之一就是習慣吃魚。

☆魚油能夠預防腦的老化，降低血糖值

腦細胞會隨著增齡而減少，ＤＨＡ能夠使剩餘的腦細胞活化，預防及改善痴呆

memo

最好連魚頭一起吃

魚的眼睛周圍含有明膠質，而眼後骨的周邊則含有豐富的EPA和DHA以及維他命A和C。要活用魚的頭部，熬煮成魚凍來吃。

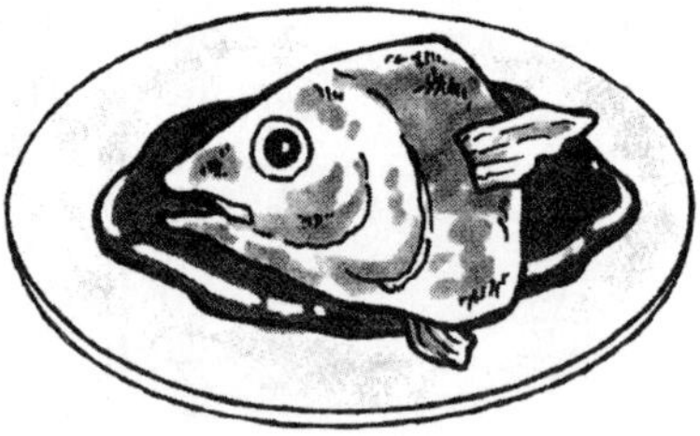

EPA或DHA含量較多的部位

- 第1名　眼後的部分
- 第2名　脂肪含量適中的中腹部
- 第3名　脂肪含量最多的部分
- 第4名　瘦肉

魚和肉的熱量比較（可食部100g中）

魚類		肉類	
秋刀魚	310kcal	雞胸肉	105kcal
紅鮭魚	138kcal	帶皮雞胸肉	191kcal
遠東沙腦魚	217kcal	帶脂肪牛肩肉（日本牛）	411kcal
虱目魚	202kcal	帶脂肪沙朗牛肉（日本牛）	498kcal
鰹魚（秋天捕獲）	165kcal	帶脂肪豬腿肉（大型種）	183kcal
鮪魚（瘦肉）	93kcal	帶脂肪豬脊背肉（大型種）	263kcal

（參考資料：科學技術廳資源調查會編「五訂日本食品標準成分表」）

症狀，對於高齡化的現代而言，是值得期待的一種成分。

此外，發育旺盛期的兒童，藉著攝取魚油，能夠強化腦部功能，使頭腦變得聰明。

攝取魚油，能夠預防糖尿病和心臟病，使腦變得清晰。最好一天一次，至少二天要吃一次魚。

鰤魚、沙丁魚、鯖魚、秋刀魚等青色魚中，所含的EPA和DHA遠比白肉魚來得多。

吃魚的習慣應該要代代相傳。

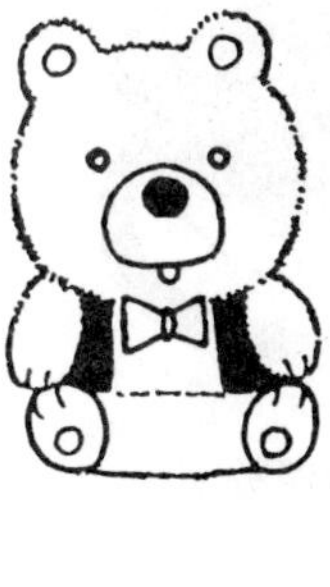

的青色魚的攝取法

以在吃法和調理法上要避免讓脂肪流失。

■避免EPA或DHA流失的烤魚法

魚用鐵絲網烤，會流失較多的ＥＰＡ或ＤＨＡ，因此，最好用鋁箔紙包住來烤，或用煎鍋煎魚。滲出的脂肪可以淋在配菜上來攝取。

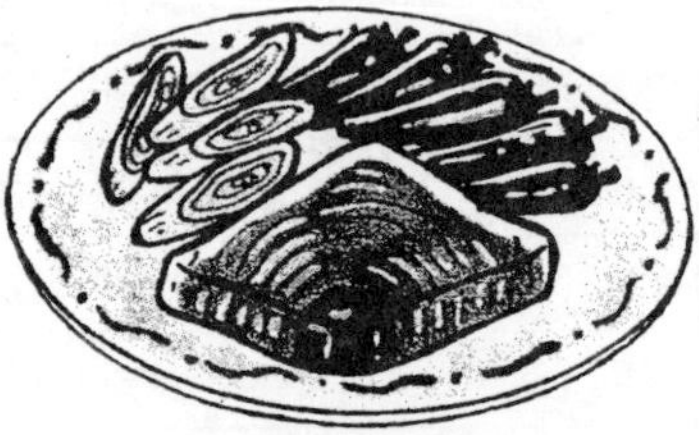

●照燒鮪魚添加蔬菜（使用煎鍋）

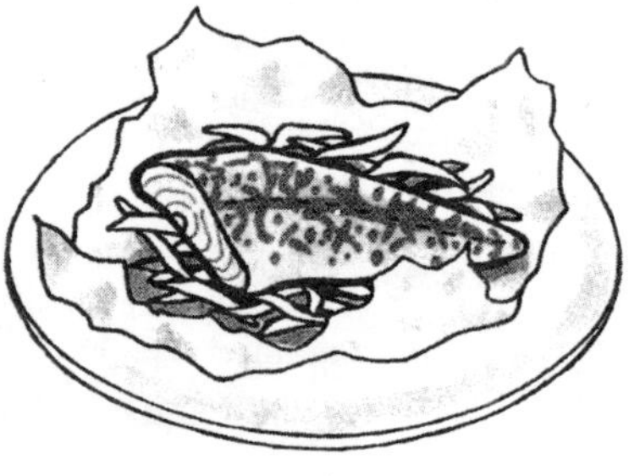

●鋁箔鮪魚烤

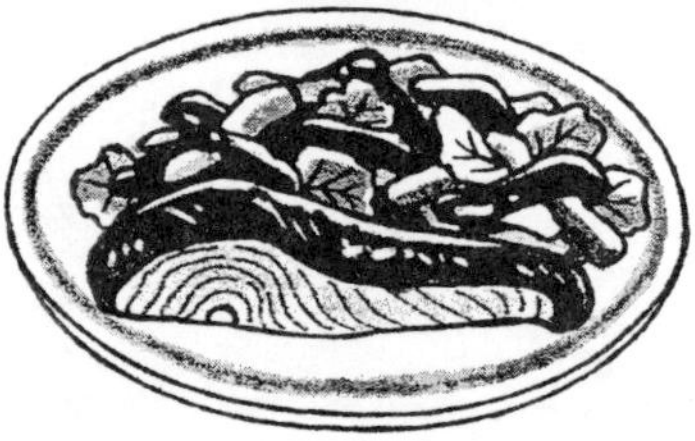

●煎鮭魚添加綜合蔬菜

●鰤魚配白蘿蔔

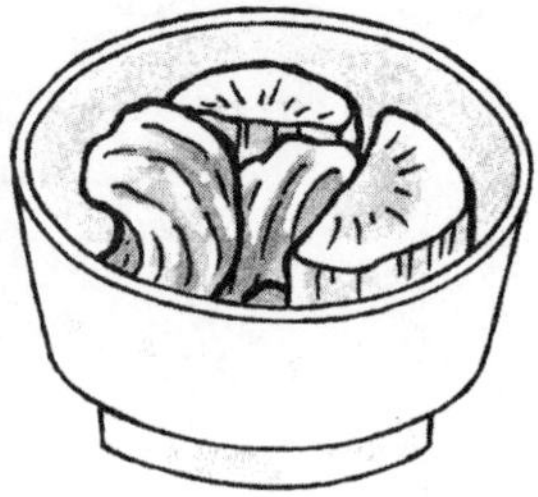

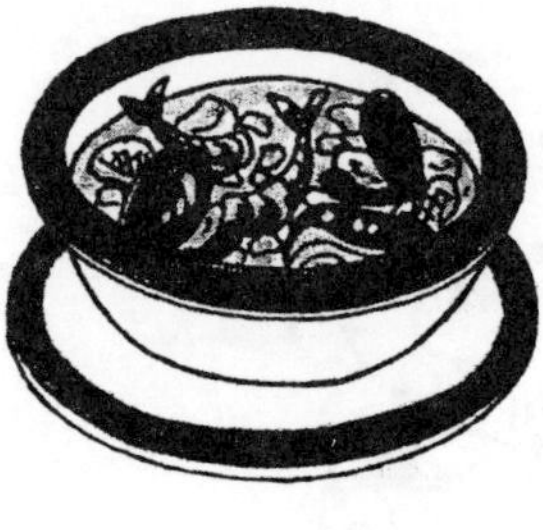

●法式霸魚海鮮湯

能夠發揮ＥＰＡ或ＤＨＡ效果

魚的脂肪中含有EPA或DHA，所

■新鮮魚最好生吃

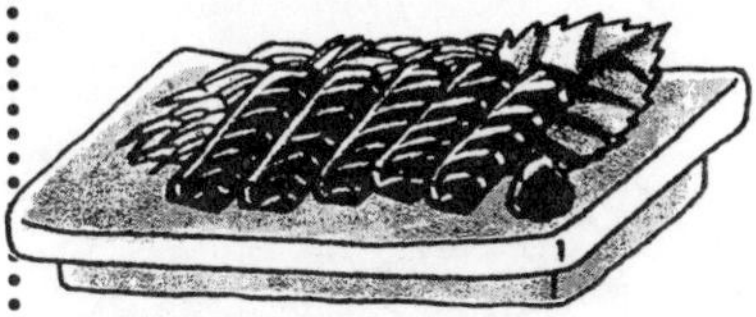

●生魚片

同時添上薑和芥末，也可以活用橙醋和藥味。

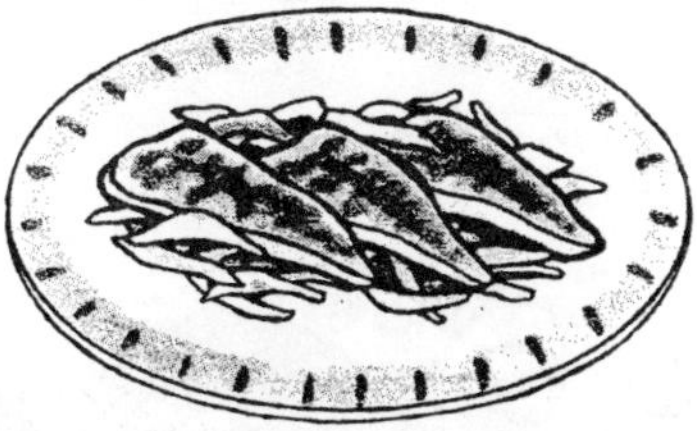

●中式涼拌菜

利用芝麻香氣去除腥臭味，降低壞膽固醇。

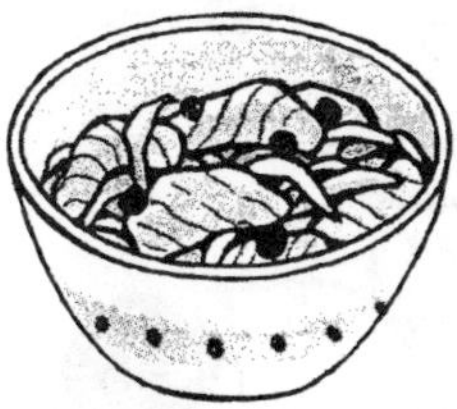

●沙拉或醋漬魚

煮魚和蔬菜一併煮來吃，或放入湯類、火鍋中，連湯一起吃。

●醋拌魚

用醋醃漬可以去除腥臭味，可搭配蔬菜、海藻一起吃。

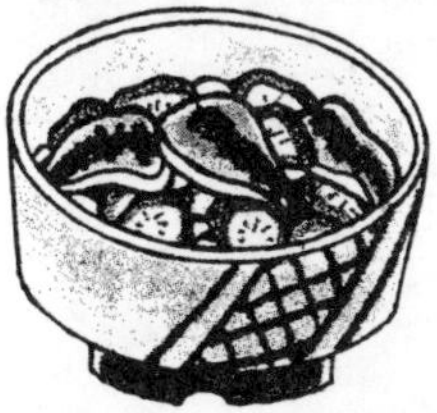

●當成壽司的配菜或做成蓋飯

蔥鮪魚蓋飯、沙丁魚或竹筴魚鬆蓋飯等都不錯。

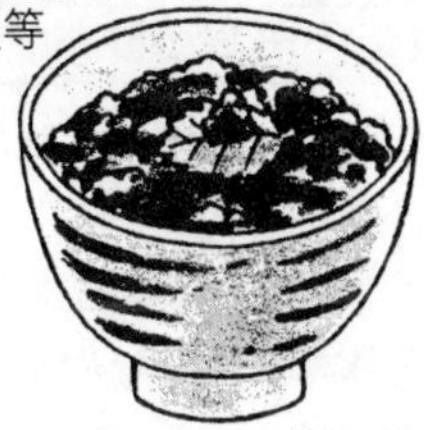

■避免ＥＰＡ或ＤＨＡ流失的煮魚法

使用橄欖油能夠降低壞膽固醇。

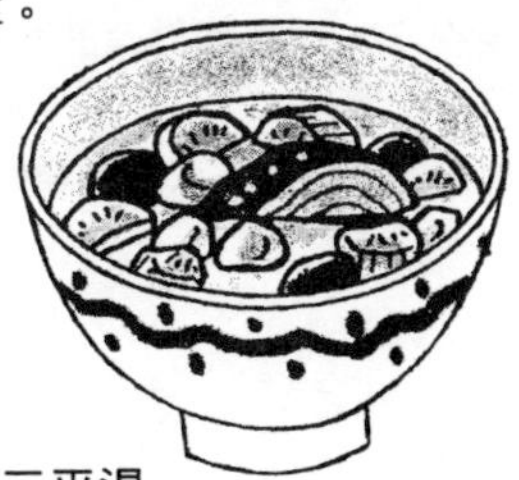

●三平湯

（菜餚的一種，適合寒冷時食用）

能夠發揮EPA或DHA效果的青色魚的攝取法

ＥＰＡ和ＤＨＡ是容易氧化的脂肪酸，所以不要忘記氧化對策！

- 選擇新鮮的魚。
- 選用新鮮低鹽的乾貨。
- 只買一次吃完的量。
- 冷凍或冷藏保存時，要注意保存方法，儘早吃完。
- 要和具有抗氧化作用的食品一起吃。

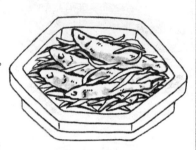

在意青色魚腥臭味的人，可以參考以下的調理法！

- 運用胡椒、咖哩粉、辣椒、花椒等香辛料或香草等的香氣。
- 利用清酒或白葡萄酒蒸煮魚。
- 利用檸檬、酸橘等柑橘類的香氣和酸味。
- 加上洋蔥、長蔥、薑、紫蘇等香味蔬菜一起調理。
- 利用梅子、番茄等具有酸味的素材使味道產生變化。
- 使用醋做成醋漬菜或淋上糖醋醬等。

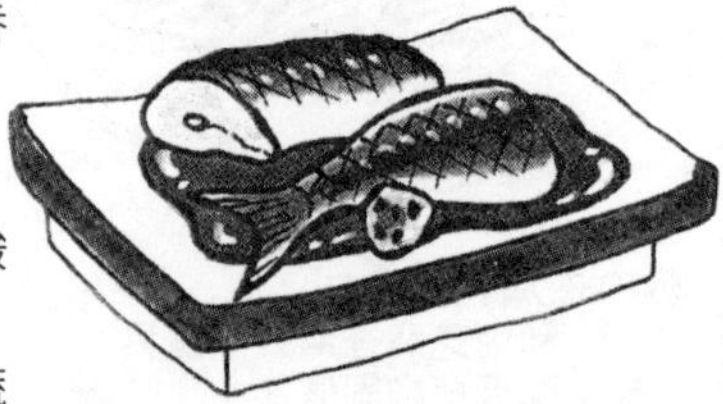

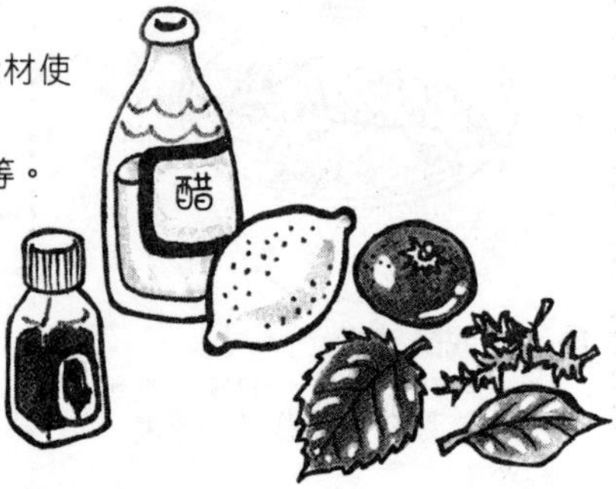

「脂肪度較佳」、當令季節的魚的脂肪較能產生效率

EPA或DHA含量較多的魚及其盛產期和含量

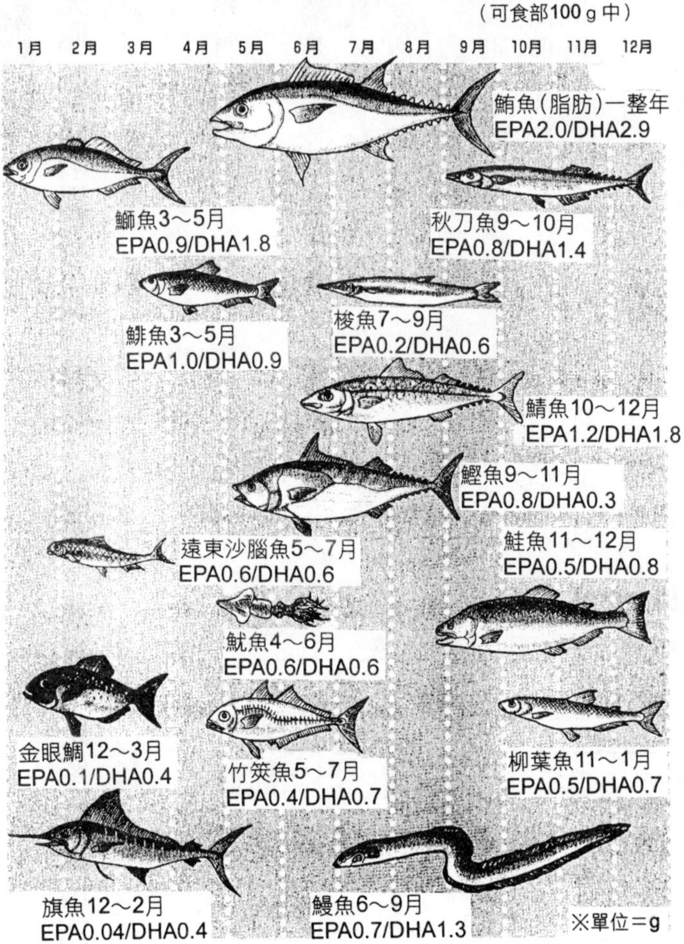

(參考資料:「能夠解救你的魚的DHA」)

COLUMN

避免脂肪攝取過剩。從動物、植物、魚類中均衡的攝取脂肪

持續高血糖的狀態，容易引起動脈硬化。為了防止動脈硬化，就必須要減少攝取在體內會成為膽固醇材料的飽和脂肪酸（動物性脂肪中含量較多）。

不論是動物性或植物性，一克的脂肪有九大卡的熱量。如果脂肪攝取過多，會導致熱量攝取過剩，成為糖尿病的誘因。

另一方面，調節葡萄糖代謝的胰島素，具有將血液或組織中的脂肪調整為適量的作用。

在高血糖的狀態下，不只無法處理葡萄糖，甚至也來不及處理脂肪。因此，要在調理法和吃法上下工夫，避免攝取太多的脂肪。但對身體來說，脂肪是重要的營養素，最好能夠均衡的從肉類、海鮮類、植物油中攝取適量的脂肪。

脂肪酸的種類與作用

脂肪酸的種類	主要的脂肪酸	含量較多的食品	主要的特徵
飽和脂肪酸	豆蔻酸 棕櫚酸	肥肉、奶油、乳酪、豬油、牛油等	‧不容易氧化 ‧增加膽固醇
	月桂酸	椰子油	
n-6 系多元不飽和脂肪酸	亞油酸	紅花油、葵花油、棉籽油、玉米油、麻油、核桃、調和油等	‧容易氧化 ‧過剩攝取會降低 HDL 膽固醇（好膽固醇）
n-3 系多元不飽和脂肪酸	EPA、DHA	鰤魚、沙丁魚、鯖魚等青色魚、鰻魚、鯉魚、嘉鱲等	‧容易氧化 ‧不會降低 HDL 膽固醇 ‧降低中性脂肪 ‧使血液清爽
	亞麻酸	紫蘇油、菜籽油、核桃等	
單元不飽和脂肪酸	油酸	橄欖油、菜籽油、榛果等	‧不容易氧化 ‧不會降低 HDL 膽固醇

高明的攝取低脂料理

●若是油炸菜，與其裹厚麵衣不如裹薄麵衣炸，與其裹薄麵衣炸不如乾炸，與其乾炸不如只利用少量的油來炸，並吸除多餘的油，這樣就能夠成為低脂油炸料理。

●煎肉時，要用廚房紙巾擦去多餘的油。

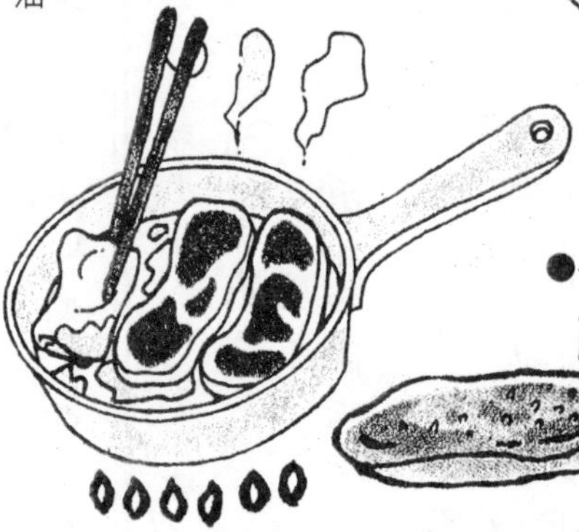

●肥肉和雞皮部分殘留下來不要吃。

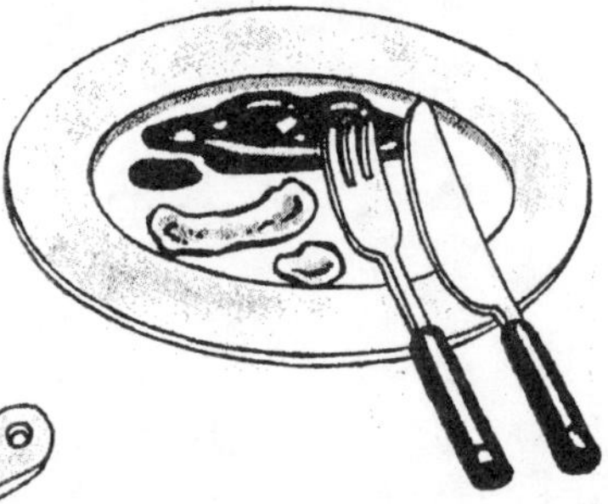

●牛肉、豬肉與其使用脊背肉不如使用里肌肉，而雞肉則是雞胸肉的脂肪比腿肉更少。

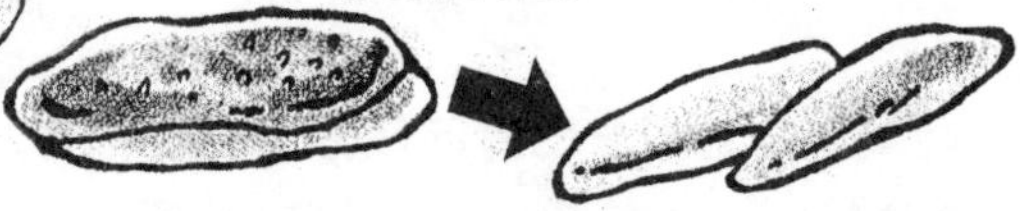

●炒菜時，要充分去除水分，快炒盛盤。使用氟樹脂加工的不沾鍋，就能夠減少油的用量。

●淋在沙拉上的調味醬，要使用無油型。

●肉先燙過後再用來炒菜。

●雞肉去皮後再調理，可以減少40%以上的熱量。

●撈除浮在湯汁上的脂肪。

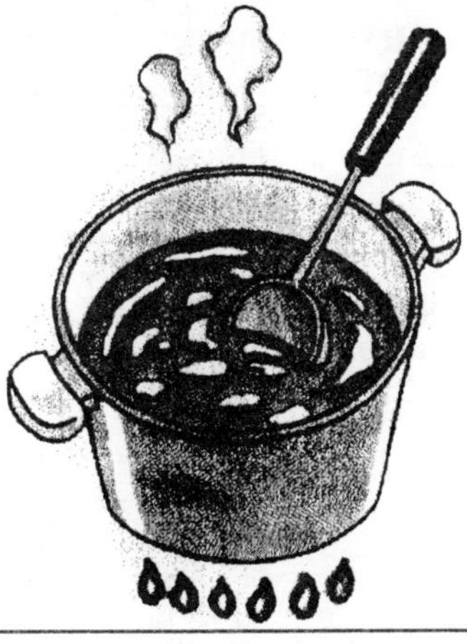

每天要攝取三五〇克以上的蔬菜

蔬菜中所含的鉀、食物纖維、抗氧化維他命等，能夠預防糖尿病、癌症等的生活習慣病。每天要充分攝取。

☆每天攝取三五〇克以上的蔬菜能夠預防生活習慣病

為了預防生活習慣病，要適量的攝取各種營養素與成分。一天要攝取三五〇克以上（一人份）的蔬菜。就比例而言，深色蔬菜一二〇克以上，其他蔬菜二三〇克以上。

綠、黃、紅等顏色較深的蔬菜稱為深色蔬菜，其他的蔬菜則稱為淡色蔬菜。

偏食或有一餐不吃，將會造成蔬菜不足，因此，每天都要積極的攝取蔬菜。

蔬菜中含量較多的有效成分及主要作用

維他命A效力	預防癌症、視力障礙、肌膚乾燥，同時防止對付疾病的抵抗力減退等
β－胡蘿蔔素	預防癌症、高血脂症、動脈硬化等
維他命B群	預防疲勞、倦怠感、口內炎、動脈硬化、肌膚乾燥等
維他命C	預防感冒、癌症、斑點、雀斑等，去除壓力
維他命E	預防癌症、動脈硬化、腦中風、高血壓、老化等
食物纖維	預防高血脂症、動脈硬化、腦中風、高血壓、便秘、大腸癌、糖尿病、肥胖等
鉀	預防高血壓、腦中風、痛風等
鈣	預防高血壓、動脈硬化、骨質疏鬆症等，去除壓力
鎂	預防缺血性心臟疾病、高血壓、貧血、腎臟與尿路結石、肥胖等
鐵	預防貧血

深色蔬菜120克與其他蔬菜230克的組合例

（可食部的重量）

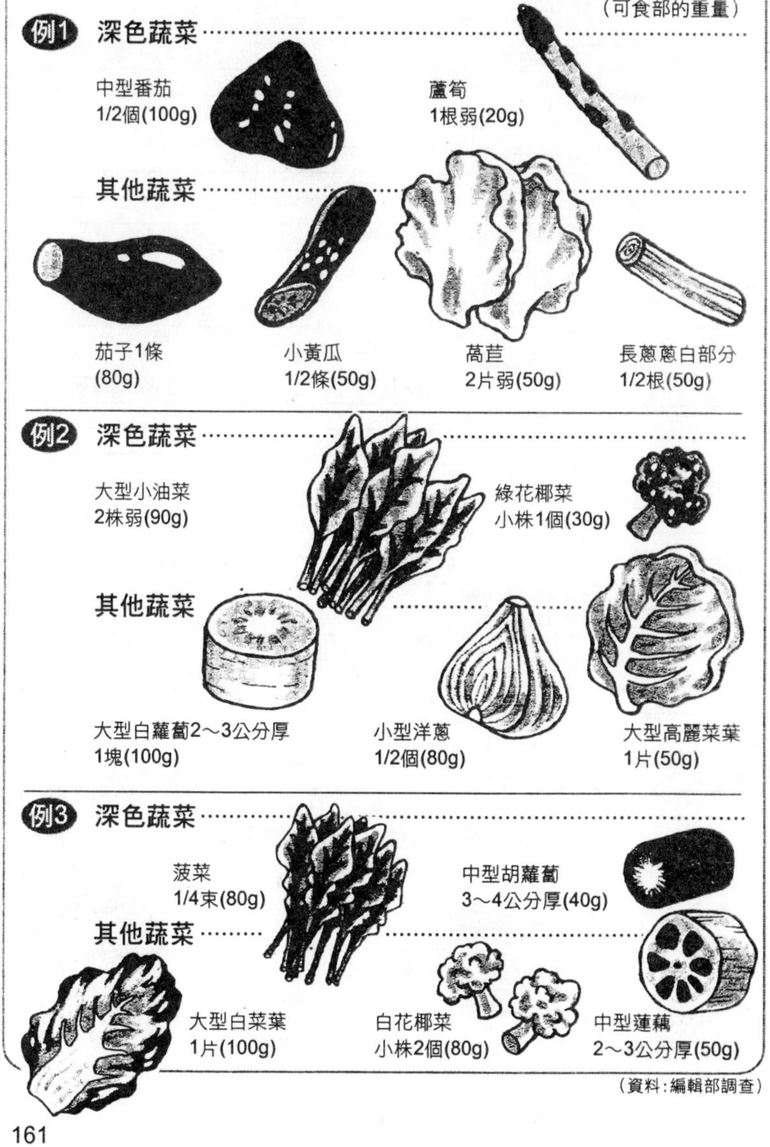

（資料：編輯部調查）

不需要費工夫來測量！主要蔬菜的大致量(重量是指去除了不吃的根、蒂、種子後的可食部)

深色蔬菜	1把的標準量	100克的標準量
明日葉	1把180克	$^1/_2$ 把強
秋葵	1包100克、1根10克	10根
南瓜(日本種)	中型1個1000克	切成梳形4公分厚1片
綠蘆筍	1把160克、中型1根30克	$3^1/_2$根
小油菜	大型1把400克、1株35克	3株弱
豌豆片	小1包100克、10片25克	40片
生菜	1株130克、1片7克	1株弱
茼蒿	1包200克、1根30克	$^1/_2$ 包
青江菜	1株120克	1株弱
番茄	1個100～250克、小番茄1個20克	中$^1/_2$個、小5個
韮菜	1把110克	1把弱
胡蘿蔔	1條150～250克	長$^1/_2$條弱、短$^2/_3$條
青椒	1個30～40克	3個強
綠花椰菜	1個250克、1小瓣20～30克	3瓣強～5瓣
菠菜	中型1把300克	$^1/_3$ 把
其他蔬菜	1把的標準量	100克的標準量
蕪菁	1個100～150克	中1個
白花椰菜	1個500克、1瓣20～40克	3～5瓣
高麗菜	1個1200克、大葉1片50克	大葉2片
小黃瓜	1條100克	1條
牛蒡	1根250克	$^2/_5$ 根
西洋芹	1株560克、莖1根160克	$^2/_3$ 根
白蘿蔔	1條1200～1800克	大型2～3公分厚1片
竹筍	1根300～850克	小$^1/_3$ 根、大$^1/_8$ 根弱
洋蔥	1個150～380克	小$^2/_3$個
長蔥	1根100克、10公分長25克	1根
茄子	1條60～80克、米糠漬茄子1個250克	$1^1/_2$條弱
白菜	1株3000克、大葉1片100克	大葉1片
豆芽菜	黃豆芽1包270克、綠豆芽1包250克	2杯
萵苣	1個400克、葉1片30克	葉3片強
蓮藕	1節180～400克	小$^1/_2$節強、大$^1/_4$節

(資料:編輯部調查)

用手測量並記住100克的標準量

(一天的蔬菜量為手測分量的$3^1/_2$倍)

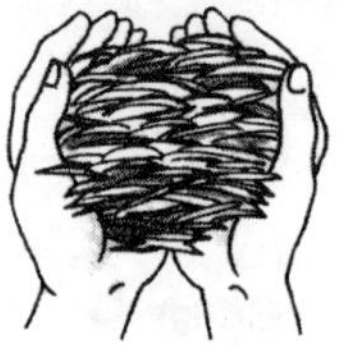

生的蔬菜……
切絲、雙手捧滿

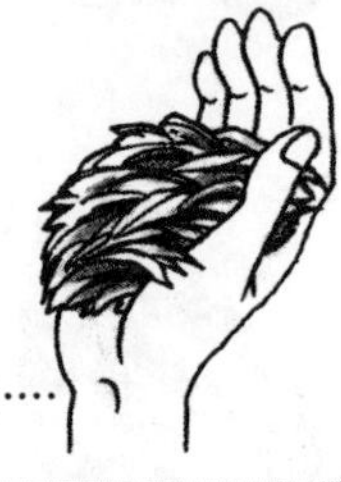

煮過的蔬菜……
單手捧滿

能夠充分攝取蔬菜的調理技巧

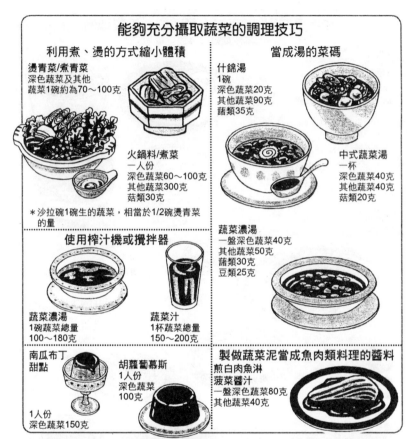

利用煮、燙的方式縮小體積

燙青菜/煮青菜
深色蔬菜及其他
蔬菜1碗約為70～100克

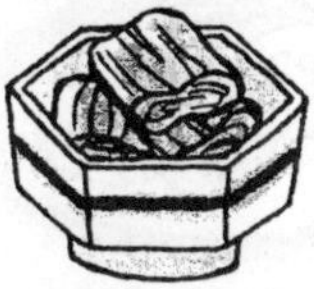

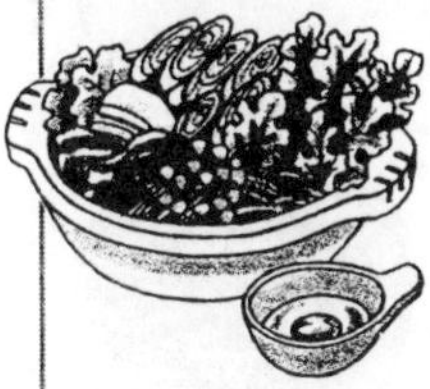

火鍋料/煮菜
一人份
深色蔬菜60～100克
其他蔬菜300克
菇類30克

＊沙拉碗1碗生的蔬菜，相當於1/2碗燙青菜的量

當成湯的菜碼

什錦湯
1碗
深色蔬菜20克
其他蔬菜90克
藷類35克

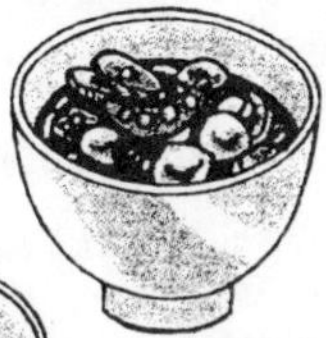

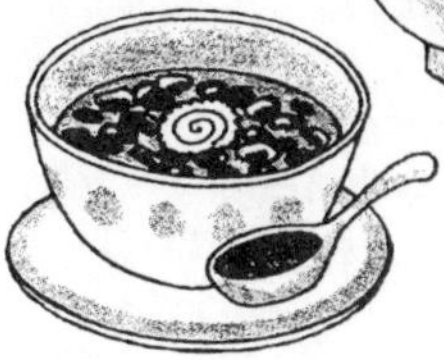

中式蔬菜湯
一杯
深色蔬菜40克
其他蔬菜40克
菇類20克

蔬菜濃湯
一盤深色蔬菜40克
其他蔬菜50克
藷類30克
豆類25克

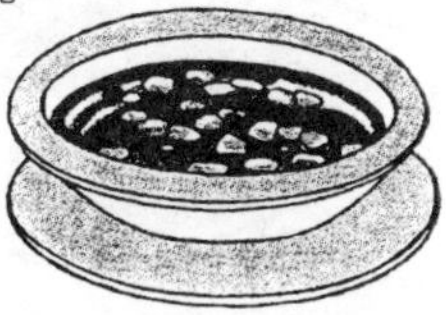

使用榨汁機或攪拌器

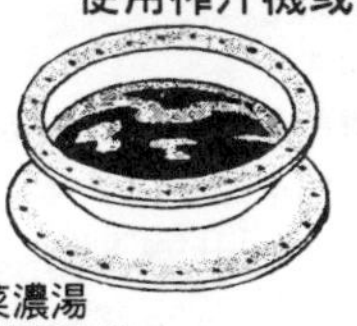

蔬菜濃湯
1碗蔬菜總量
100～180克

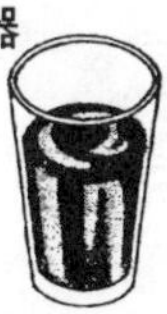

蔬菜汁
1杯蔬菜總量
150～200克

南瓜布丁
甜點

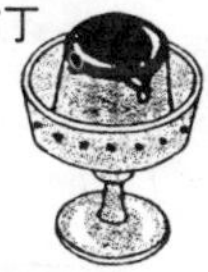

1人份
深色蔬菜150克

胡蘿蔔慕斯
1人份
深色蔬菜
100克

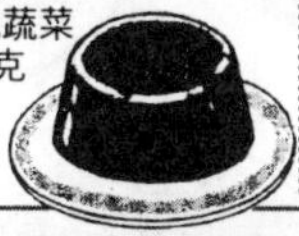

製做蔬菜泥當成魚肉類料理的醬料

煎白肉魚淋
菠菜醬汁
一盤深色蔬菜80克
其他蔬菜40克

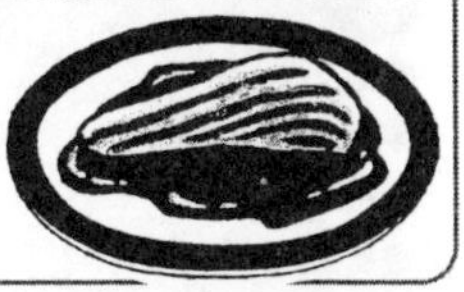

深色蔬菜和脂肪一併攝取，能夠提高β-胡蘿蔔素或維他命E的吸收率！

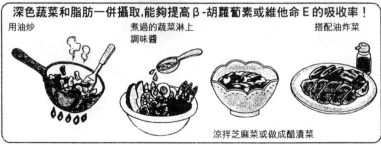

用油炒

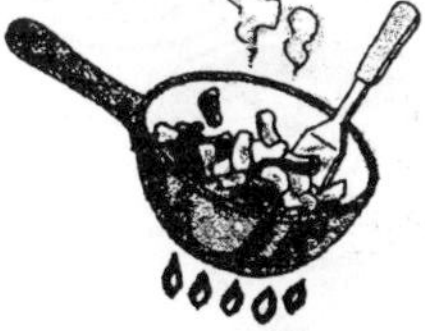

煮過的蔬菜淋上
調味醬

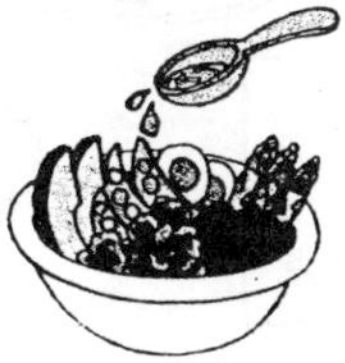

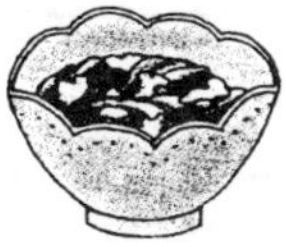

涼拌芝麻菜或做成醋漬菜

搭配油炸菜

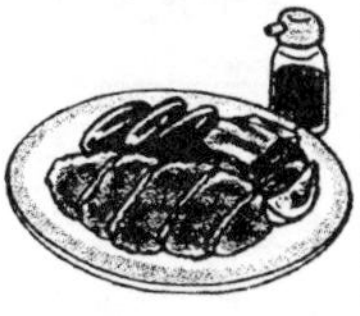

能夠攝取到350克以上蔬菜的一天菜單例

一餐不吃就難以達成目標。

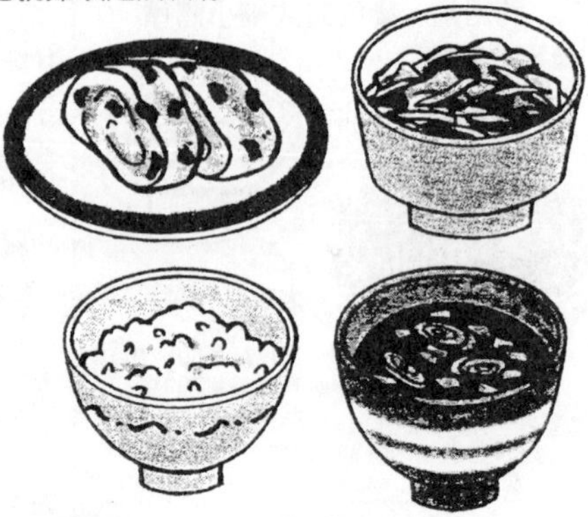

早餐

- 飯
- 加入很多菜碼的味噌湯（白蘿蔔、小油菜、長蔥）
- 韭菜煎蛋
- 燙高麗菜．豆芽菜

深色蔬菜……20克
其他蔬菜……120克

午餐

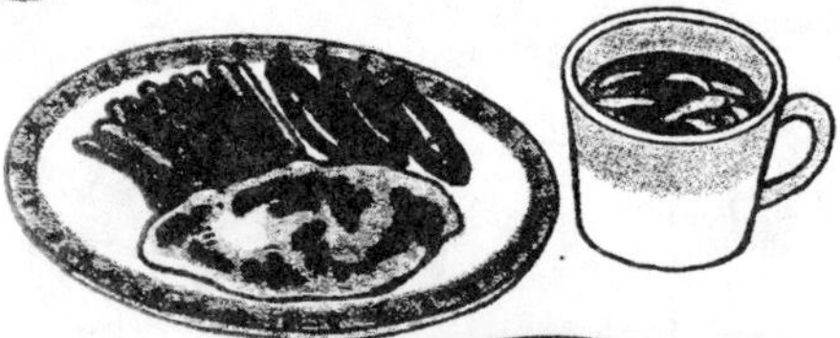

- 飯
- 洋蔥湯
- 煎雞肉（添加胡蘿蔔、四季豆）

深色蔬菜……55克
其他蔬菜……30克

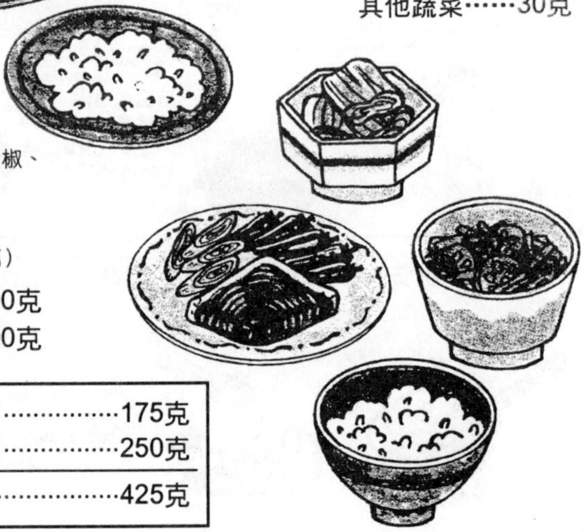

晚餐

- 飯
- 照燒旗魚（添加小青椒、長蔥）
- 燙菠菜
- 金平牛蒡（加入蓮藕）

深色蔬菜……100克
其他蔬菜……100克

小計	深色蔬菜	……175克
	其他蔬菜	……250克
合計		……425克

高明的攝取鉀，有效預防與高血糖關係密切的高血壓

蔬菜中含量較多的鉀，能夠促進鈉的排泄，降低血壓，同時具有促進腎臟排泄老廢物的作用。一般而言，一天攝取2000毫克的鉀為適量，不過，為了預防和高血糖關係密切的高血壓，一天應該以攝取3500毫克為目標。

能夠充分攝取到鉀的蔬菜的吃法與調理法

●吃新鮮蔬菜

使用新鮮的蔬菜來製做生菜沙拉或涼拌新鮮蔬菜、醋漬菜等，一天吃一～二道。番茄則可以整顆食用。

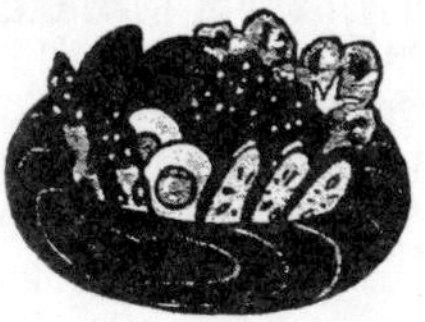

●湯類中加入多種菜碼

不只是蔬菜、藷類、豆類、菇類、海鮮類中也含有很多的鉀，一併添加煮湯，就能夠提升鉀的量。增加菜碼而減少湯汁的量，就能夠減少味噌或醬油的用量，達到減鹽效果。

●吳湯　720mg
（大豆、油豆腐塊、胡蘿蔔、白蘿蔔、牛蒡、芋頭、蔥等）

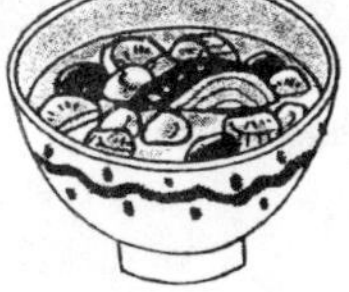

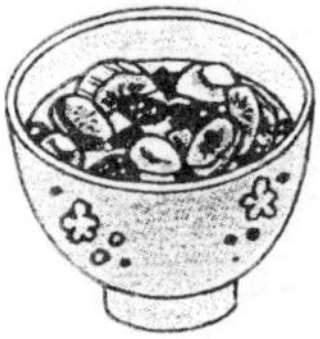

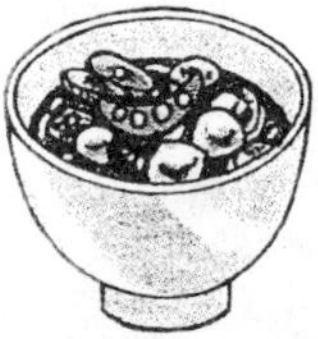

●三平湯　510mg
（鮭魚、馬鈴薯、胡蘿蔔、白蘿蔔、蔥等）

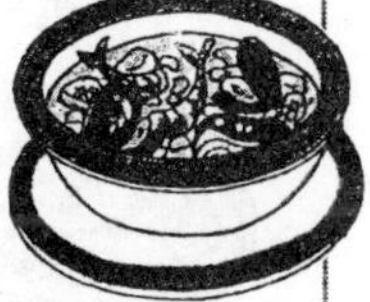

●什錦湯　640mg
（豆腐、芋頭、胡蘿蔔、牛蒡、白蘿蔔、蒟蒻等）

●海鮮湯　580mg
（海鮮類、番茄、洋蔥、西洋芹、荷蘭芹等）

鉀含量較多的蔬菜		一次份標準量中的含量	100g中的含量
菠菜	(80g)	552mg	690mg
截果豬毛菜	(80g)	544mg	680mg
高麗菜芯	(100g)	610mg	610mg
小油菜	(100g)	500mg	500mg
茼蒿	(60g)	276mg	460mg
白蘿蔔（葉）	(80g)	320mg	400mg
花椰菜	(100g)	360mg	360mg
胡蘿蔔	(100g)	280mg	280mg

（參考資料：科學技術廳資源調查會編「五訂日本食品標準成分表」）

高明的攝取食物纖維，有效預防與高血糖關係密切的肥胖、高血壓、便秘和大腸癌等

食物纖維攝取不足，會成為肥胖、便秘、高血壓及各種生活習慣病的原因。國人一天食物纖維的目標攝取量成人為20～25克。目前平均的攝取量為16克，略嫌不足。

能夠充分攝取到食物纖維的蔬菜的吃法與調理法

●深色蔬菜
1天吃120克
以上

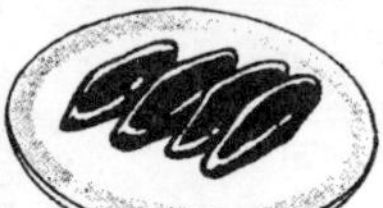

• 水煮胡蘿蔔　2.2g

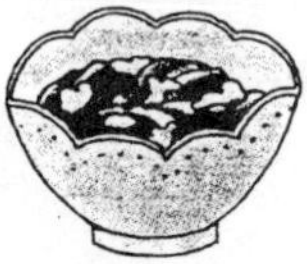

• 芝麻拌菠菜　2.9g
（菠菜、芝麻）

●在蔬菜中積極的加入豆類、豆腐渣等材料

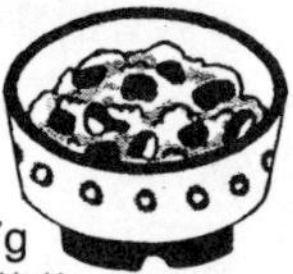

• 豆腐渣　7.7g
（豆腐渣、胡蘿蔔、四季豆、生鮮香菇）

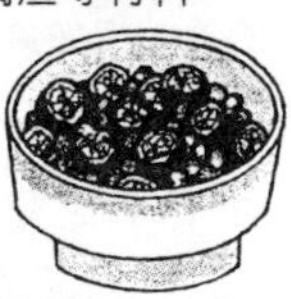

• 秋葵納豆　4.9g
（秋葵、納豆）

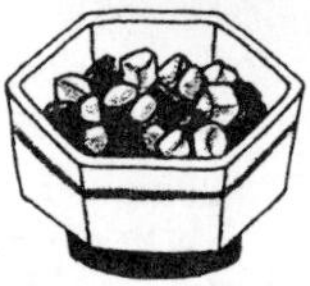

• 菜豆沙拉　5.3g
（煮過的菜豆、胡蘿蔔、洋蔥、番茄、小黃瓜）

●每天攝取在蔬菜中加入海藻、菇類、薯類的料理

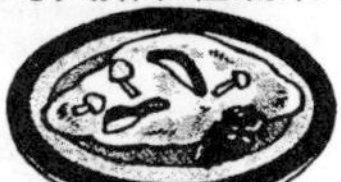

• 菇類煎蛋捲　1.8g
（蛋、金菇、生鮮香菇、玉蕈）

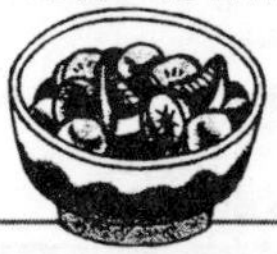

• 煮菇類　4.7g
（芋頭、胡蘿蔔、竹筍、牛蒡、蒟蒻、乾香菇）

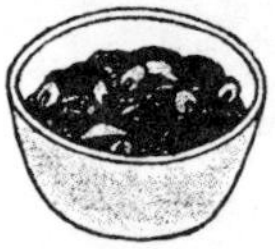

• 煮羊栖菜　4.3g
（乾羊栖菜、胡蘿蔔、大豆、生鮮香菇）

食物纖維含量較多的蔬菜		一次份標準量中的含量	100g中的含量
	埃及皇宮菜 (60g)	3.5g	5.9g
	牛蒡 (40g)	2.3g	5.7g
	明日葉 (80g)	4.5g	5.6g
	綠花椰菜 (50g)	2.2g	4.4g
	茼蒿 (60g)	1.9g	3.2g
	南瓜 (100g)	2.8g	2.8g
	竹筍 (50g)	1.4g	2.8g
	菠菜 (80g)	2.2g	2.8g

（參考資料：科學技術廳資源調查會編「五訂日本食品標準成分表」）

高明的攝取維他命Ｃ，有效預防與高血糖關係密切的動脈硬化和癌症等

當體內產生過剩的活性氧時，細胞膜的過氧化脂質增加，加速細胞老化，同時也會使得血中的ＬＤＬ膽固醇（壞膽固醇）氧化，造成動脈硬化惡化。此外，也會損傷細胞，成為生成致癌物質的要因。維他命Ｃ能夠抑制活性氧的生成，是抗氧化維他命的代表。

能夠充分攝取到維他命Ｃ的蔬菜的吃法與調理法

●水溶性的維他命C不耐熱，要花點工夫，避免其從水分中流失，同時迅速完成加熱

• 煮的時候，用大量的滾水（高温）略燙即可

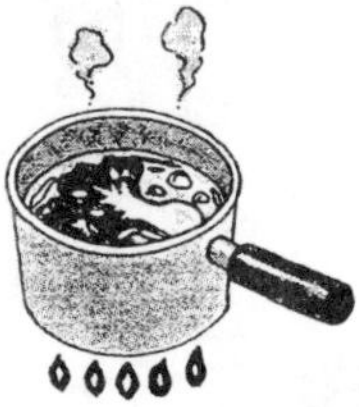

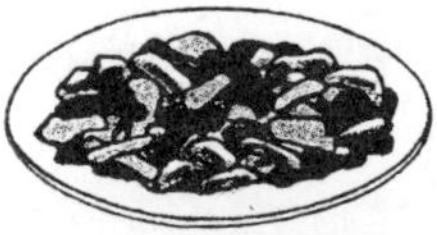

• 生食或製做成減少加熱時間的炒菜，能夠降低損失

• 在煮過撈起時或要去除澀液時，要減少泡在水中的時間

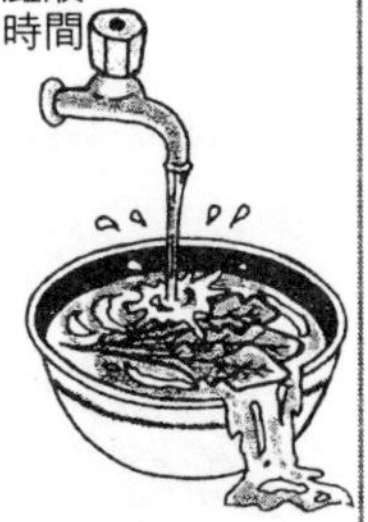

• 加熱調理時，選擇煮出來的湯汁較少的料理或連湯都能喝的菜餚，能夠減少損失

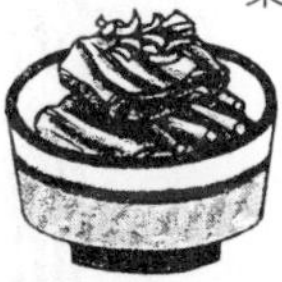

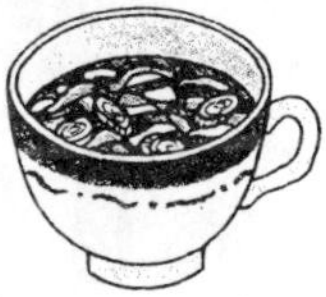

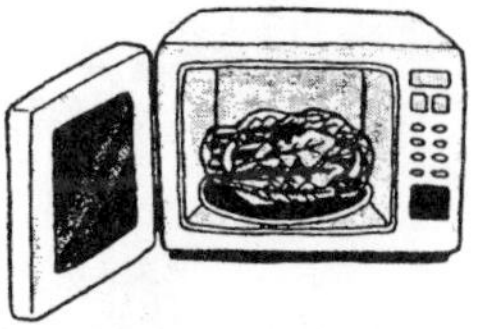

• 蔬菜加熱調理，能夠減少體積，吃得較多，能夠補充流失在煮汁中或加熱受損的量

• 用微波爐加熱比用滾水燙更能夠減少損失

			一次份標準量中的含量	100g中的含量
維他命C含量較多的蔬菜	紅椒	(40g)	68mg	170mg
	高麗菜芯	(50g)	80mg	160mg
	黃椒	(40g)	60mg	150mg
	油菜花	(40g)	52mg	130mg
	綠花椰菜	(80g)	96mg	120mg
	白花椰菜	(80g)	65mg	81mg
	苦瓜	(40g)	30mg	76mg
	紫色高麗菜	(60g)	41mg	68mg

（參考資料：科學技術廳資源調查會編「五訂日本食品標準成分表」）

COLUMN

防止食鹽攝取太多，預防高血壓

攝取太多的食鹽時，食鹽中的鈉會使血壓上升，成為腦中風與各種生活習慣病的原因。

此外，當血糖值較高時，血壓也容易上升。糖尿病患者一旦出現高血壓，就很容易誘發併發症。

追求重口味食物的人，會有大量攝取主食的傾向，導致熱量過剩，容易引起高血糖。要以一日攝取不到十克的食鹽為目標，實行減鹽療法。

美味適鹽的調理法

使用高湯或具有鮮味的素材，做成醬油和砂糖用量較少的淡味料理

甜鹹煮菜　1盤的食鹽為3～5g

↓

利用高湯的淡味煮菜　1盤的食鹽為1.5～2.5g

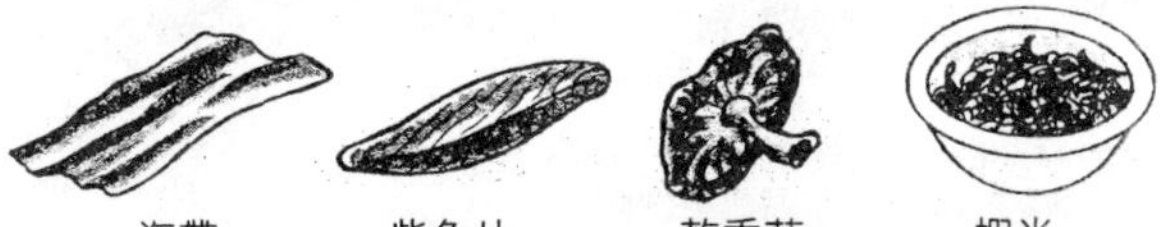

海帶　柴魚片　乾香菇　蝦米

不要依賴醬油、鹽、味噌等，可以積極的利用醋、柑橘類的酸味和香辛料的香氣

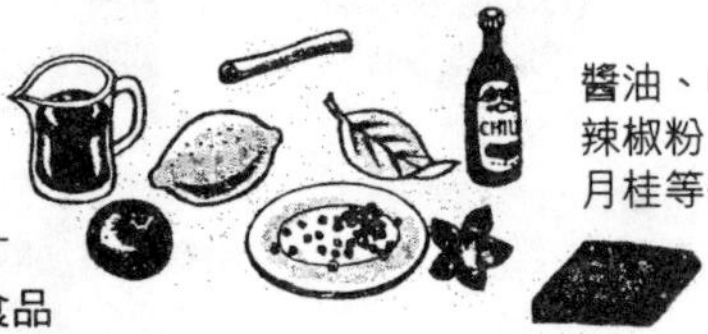

醬油、咖哩、辣椒粉、肉桂、月桂等香辛料

醋、橙醋、檸檬等果汁

可以取代減鹽食品

醬油1小匙(6g)

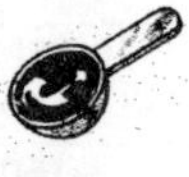

深色醬油　食鹽0.8g
淡色醬油　食鹽0.9g
→ 薄鹽醬油　食鹽0.4～0.5g

味噌1大匙(18g)

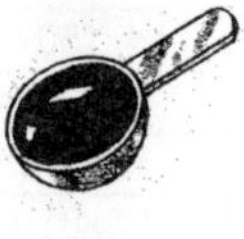

辣味噌　食鹽2.3g
麥味噌　食鹽1.9g
白味噌　食鹽1.1g
→ 薄鹽味噌　食鹽0.9g

醃鹹梅1個(10g)

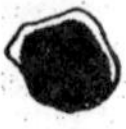

醃鹹梅　食鹽2.1g → 薄鹽醃鹹梅　食鹽0.9g

減鹽的聰明吃法

減1g

湯中放入很多菜碼

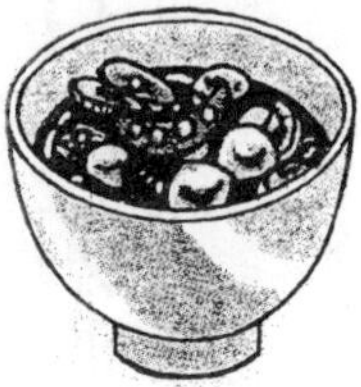

用薄鹽味噌取代辣味噌

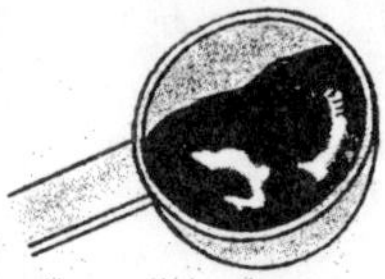

醃漬菜要選擇現做醃漬菜

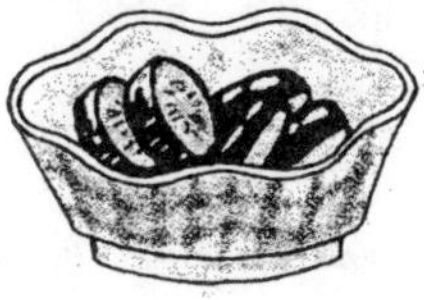

不使用魚乾，而在生魚上撒點鹽來烤

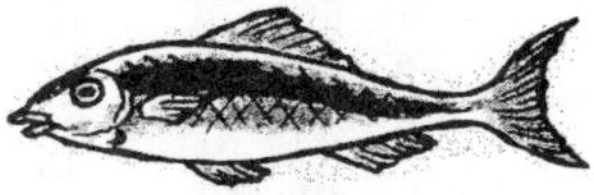

減1～2g

勿淋上調味料，將調味料倒在小碟子內少量沾食

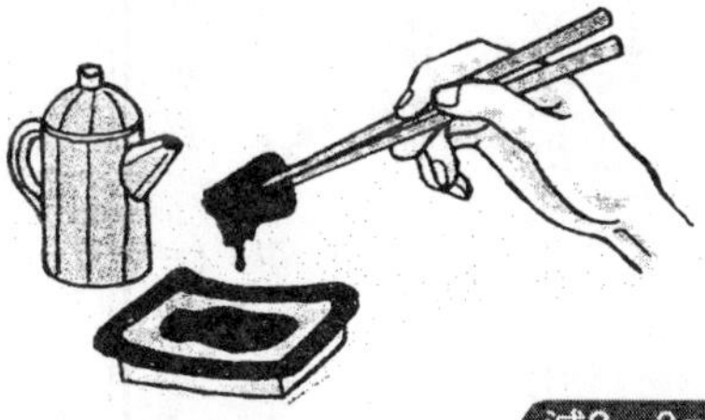

以白飯代替添加口味的飯

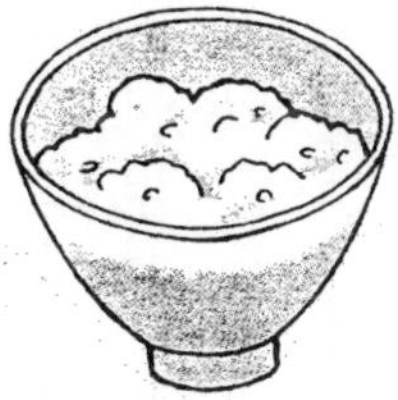

減2～3g

留下湯汁不要喝

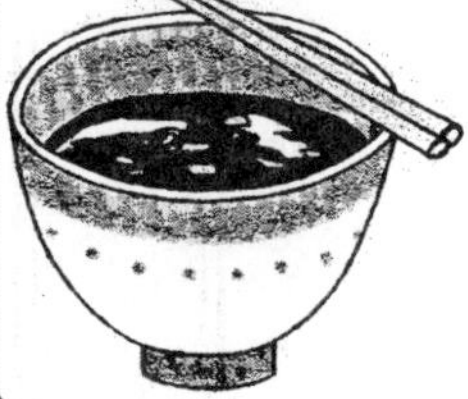

留下醃漬菜不吃

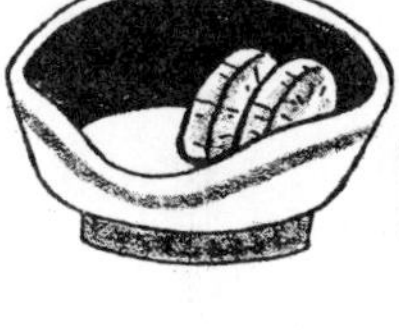

留下加入醬汁的麵湯不喝

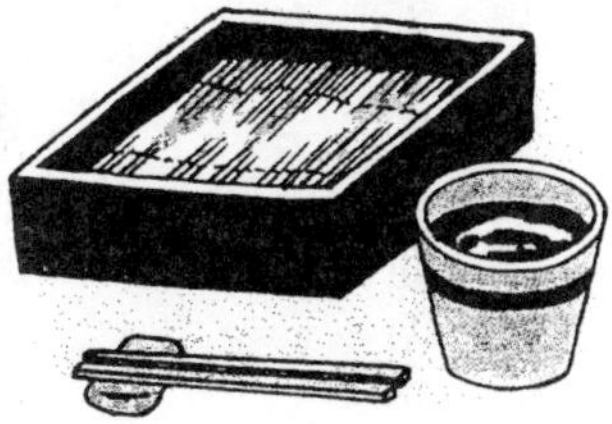

一天只能夠吃一次水果

每天都要吃富含維他命C和食物纖維的水果。但是，果糖含量較多，所以，血糖值較高或肥胖者不宜多吃。一天吃一次水果，不可過量。

☆含有維他命C和食物纖維的水果是好東西

水果和蔬菜一樣，含有豐富的維他命C。藉由抗氧化作用，能夠防止動脈硬化的進行，強化血管，對於預防及治療糖尿病而言是一大幫助。

根據追蹤調查的成績報告顯示，水果也有預防腦梗塞的效果。大家都知道，攝取維他命C能夠預防感冒。

另外，維他命C能夠促進消化管吸收鐵質，預防缺鐵性貧血。

這麼好的食品，當然和蔬菜一樣，是建議各位每天都要吃的食品之一。

而且它可以取代點心，甚至比點心更美味可口。砂糖不可攝取太多的高血糖患者，也許會認為「今後可以大量的吃水果嘍」，但是，這種想法未免太天真了。

☆好東西吃太多，也會造成熱量攝取過剩

很遺憾的是，這麼好的水果，在攝取量上有所限制。因為水果中含有果糖這種製造甜味的物質。雖然果糖和砂糖不同，但是在體內卻和砂糖一樣會變成葡萄糖，成為熱量。血糖值較高的人，每天吃水果二、三次，就會因為果糖導致熱量過剩，成為血糖值上升的原因，要注意。

標準量一天約一百克。相當於蘋果中型一個或橘子中型二個。

memo

維他命C含量較多的水果

（可食部100g中）

水　果	維他命C含量	熱　量
芭樂	220mg	38kcal
甜柿	70mg	60kcal
奇異果	69mg	53kcal
草莓	62mg	34kcal
木瓜（完全成熟）	50mg	38kcal
夏橙	38mg	40kcal
葡萄柚	36mg	38kcal
温州橘	32mg	46kcal
鳳梨	27mg	51kcal
哈蜜瓜（温室）	18mg	42kcal
香蕉	16mg	86kcal
蘋果	4mg	54kcal

（參考資料：科學技術廳資源調查會編「五訂日本食品標準成分表」）

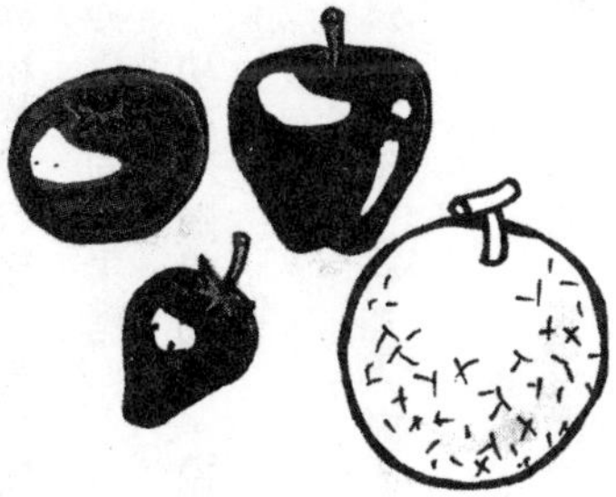

「果糖絕對沒問題」是錯誤的想法

對於糖尿病的食物療法而言，其大原則就是控制砂糖的攝取量。高血糖的人也是如此。可以取代砂糖的甜味料，包括水果、蜂蜜以及甜味和砂糖相同的果糖。

果糖不是葡萄糖。因此，胰島素分泌較少或胰島素功能不順暢的人，攝取果糖後，血糖值並不會迅速上升。

有些國家認為果糖是適合糖尿病患者使用的甜味料。甚至也有加入咖啡中的條狀果糖上市。

如果藉著熱量相同的果糖來取代醣類，根據報告顯示，持續一個月過著這種飲食生活，雖然血糖值不會產生變化，但一克有四大卡的熱量，所以和砂糖一樣，果糖也會成為熱量。

持續大量攝取果糖時，身體對於胰島素的反應會減弱，而為了要維持相同的胰島素分泌量，所以，血糖值還是會上升。

果糖會使血中的中性脂肪濃度上升，一旦中性脂肪增加，就會促進動脈硬化。

如果少量攝取，則果糖優於砂糖。但絕對不可認為果糖對於糖尿病毫無影響。

有些人認為蜂蜜和果糖一樣，適合用來當成糖尿病食，但這也是錯誤的想法。

蜂蜜的甜味成分所含的比率，與果糖、葡萄糖大致相同。亦即其與砂糖是相同的東西。

每天吃一次大豆或大豆製品

大豆製品能夠降低血中膽固醇，同時含有豐富的亞油酸，能夠使血糖值和血壓值保持穩定。對於血糖值較高的人來說，是值得依賴的食品。

☆有「菜園之肉」之稱的大豆能夠降血糖及血壓

煮豆、豆腐、油豆腐皮、油豆腐塊、納豆、豆腐皮、黃豆芽，以及調味料的味噌、醬油和豆漿飲料……，大豆可以製成各種形態和味道的食品。

大豆製品種類繁多，經常被製做成料理，不易吃膩。其中含有各種必要的營養素，是相當珍貴的食品。大豆或大豆製品中含有豐富的植物性蛋白質，適合用來創造強健的身體。大豆別名「菜園之肉」，理由就在於此。

含有動物性蛋白質的肉類食品，會使血中膽固醇上升，同時動物性脂肪中也含有很多會提高心臟病或大腸癌等危險性的飽和脂肪酸。

但是，大豆製品中含量較多的，則是亞油酸這種不飽和脂肪酸。能夠降低血中膽固醇，保持血糖值和血壓值穩定。

☆種類很多，每天都吃不膩，這是最大優點

大豆或大豆製品中也含有能夠改善貧血的蛋白質和鐵質，含量僅次於肉類和魚類，同時也含有能夠保持血壓穩定的鉀。

但是，腎臟病患者攝取太多的鉀會對腎臟造成負擔，可能會從高血糖演變成糖尿病，所以要遵從醫師的指示來攝取。

近年來，根據研究發現其具有類似女性荷爾蒙的作用，能夠預防乳癌與前列腺

memo

大豆中還含有其他的有效成分

- **維他命B_1**……消除疲勞，防止焦躁。
- **維他命B_2**……能夠抑制成為動脈硬化原因的過氧化脂質的生成。
- **食物纖維**……預防便秘、肥胖、大腸癌、高血壓、糖尿病等。
- **大豆皂角苷**……抑制脂質的氧化、促進代謝、降低血中脂質、抑制腸管所吸收的葡萄糖變成脂肪，有效的預防高血脂症、動脈硬化、高血壓、肥胖、癌症等。
- **大豆寡糖**……成為腸內益菌雙歧乳桿菌的營養，使其數目增加，有效的提升整腸、免疫機能。

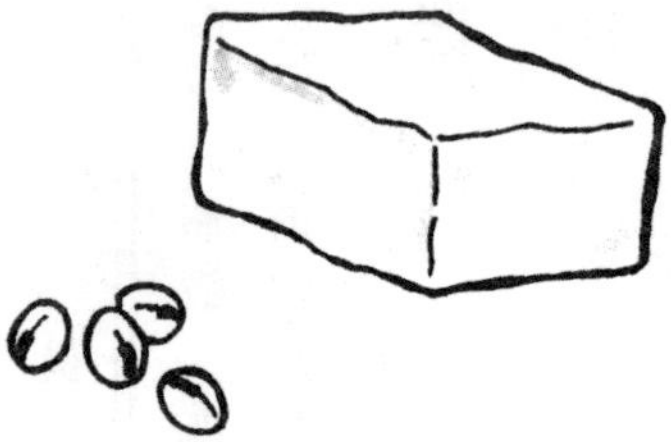

癌。這對男女而言，都是好消息。
而且，目前並沒有任何報告顯示每天攝取大豆或大豆製品對身體有不良影響。它是值得依賴的優質蛋白質來源食品。

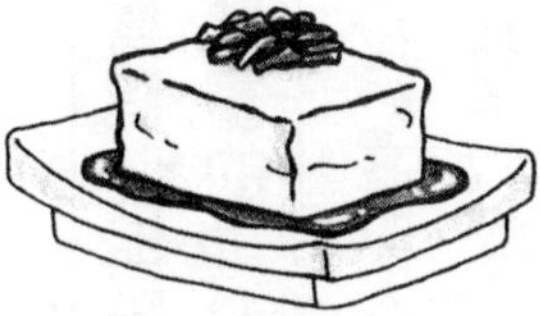

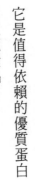

大豆及大豆製品一覽表

- **全粒・全粒製品**

乾燥大豆、煮大豆、黃豆粉

- **豆腐・油豆腐類**

傳統豆腐、嫩豆腐、軟豆腐、充填豆腐
沖繩豆腐、油紙豆腐、烤豆腐、豆腐皮
油豆腐皮、青菜絲油豆腐、凍豆腐、豆花
豆腐竹輪

- **納豆類**

拉絲納豆、碾碎納豆、五斗納豆、寺納豆

- **其他**

豆腐渣、豆漿、大豆蛋白、豆腐皮

COLUMN

以低熱量的方式高明的攝取大豆及大豆製品

成為優質脂肪與蛋白質來源的大豆及大豆製品中，也含有豐富的維他命和礦物質

血糖值較高的人，必須要減少熱量的攝取。要攝取能夠促使胰島素功能順暢的飲食，同時攝取營養素的均衡。

尤其要注意的是醣類和脂肪的量。像飽和脂肪酸較多的食品，則只能攝取必要最低限度的量。

關於這一點，大豆及大豆製品具有優質的脂肪，能夠降低血糖值，同時，含有大量製造身體的蛋白質以及均衡的維他命和礦物質，每天吃也吃不膩，具有各種優點，是需要控制血糖的人每天都要攝取的食品。

使用豆腐1/2塊（150克）的例子

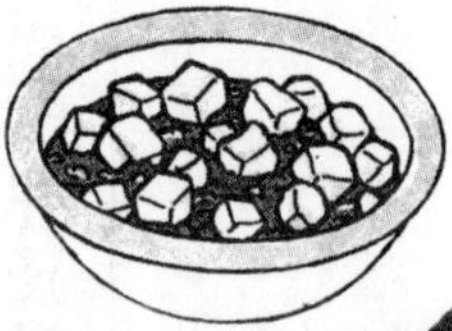

麻婆豆腐
使用嫩豆腐　277大卡
使用傳統豆腐　301大卡

減少51大卡

炸豆腐
使用嫩豆腐　226大卡
使用傳統豆腐　250大卡

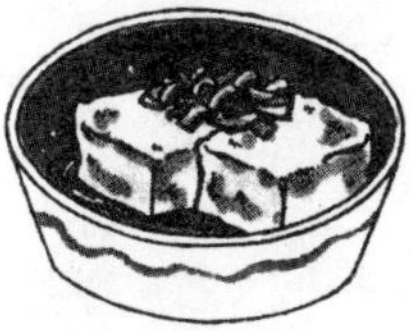

再減少45大卡

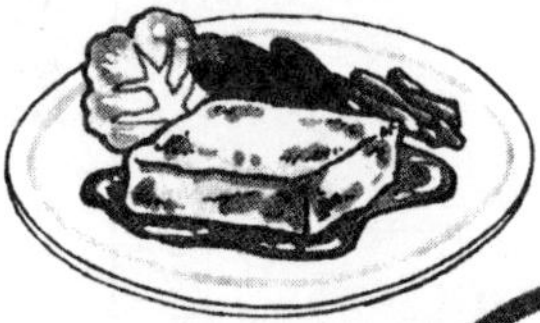

豆腐排
使用嫩豆腐　181大卡
使用傳統豆腐　205大卡

再減少20大卡

炒豆腐
使用嫩豆腐　161大卡
使用傳統豆腐　185大卡

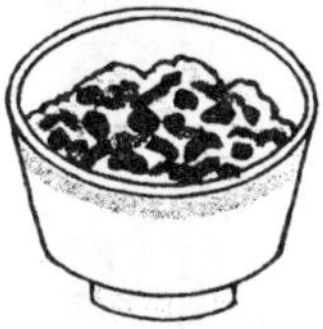

再減少77大卡

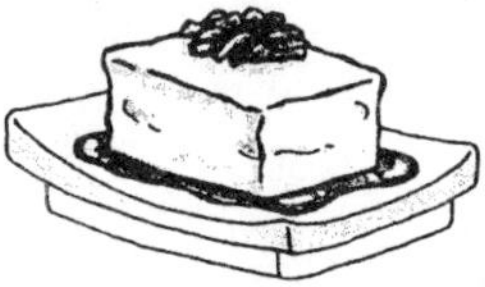

涼拌豆腐
使用嫩豆腐　84大卡
使用傳統豆腐108大卡

不論嫩豆腐或傳統豆腐都會減少193大卡的熱量

不同的調理法能夠提高或降低熱量

但是，大豆及大豆製品並不是採用任何的吃法都沒有問題。在此，就以豆腐為例來說明。

一塊三百克的嫩豆腐，熱量為一六八大卡。一人份使用二分之一塊，光是豆腐就有八十四大卡的熱量。

如果完全不加以處理，以涼拌豆腐的方式來攝取，則大約會攝取八十四大卡的熱量。但若做成麻婆豆腐的話，熱量就會變成二七七大卡。

看起來熱量很低的豆腐，如果和脂肪較多的肉與油一併調理，就會搖身一變成為高熱量料理。

若以油豆腐取代豆腐，那麼，差距就更大了。

因此，即使攝取均衡的營養素，但是依調理法的不同，會使料理成為高熱量或低熱量食品。雖然每天都要攝取大豆或大豆製品，但是，為避免血糖值居高不下，在製做菜單時要慎重其事。

喝酒時，清酒一天以不超過一八〇毫升為限

適量飲酒，則酒能夠成為「百藥之長」，但是，喝太多會損害健康。酒會使血糖上升，高血糖的人要遵守適量的原則

☆飲酒過量會使血糖、血壓上升

酒一杯又一杯的喝，導致血糖失控。這就是嗜酒人士最容易出現的不良習慣。酒會使血糖、血壓、中性脂肪等上升。以清酒為例，一天如果喝五四〇毫升以上時，很容易引起腦溢血、蛛網膜下出血。

喝酒過量，會導致熱量過剩，從肥胖變成糖尿病。

啤酒中含有很多會成為尿酸根源的嘌呤體。血中尿酸較高的人喝酒過度，會引起痛風，要注意。

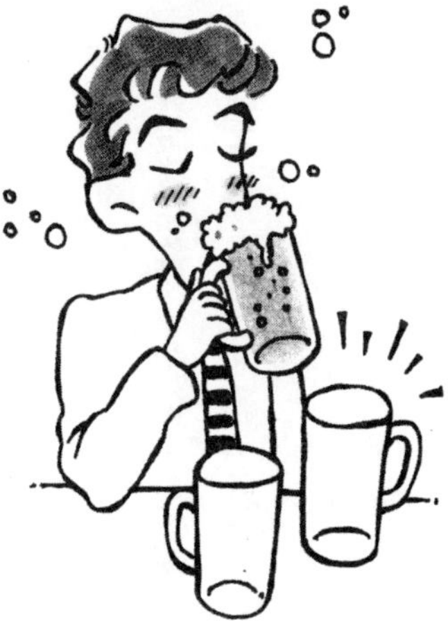

☆增進食慾，因為進食太多而發胖

清酒一八〇毫升相當於一碗飯的熱量。喝酒的話，就應該要減少飯量，但實際上很難辦到。酒進入體內，會促進胰島素的分泌，容易肚子餓。喝餐前酒，就是利用酒精的這種作用。

喝酒後，湧現食慾，食量增加，會引起熱量過剩。此外，下酒菜多半是油膩的食物，也容易造成熱量過剩。

吃油膩的食物又喝酒，會使血中的中性脂肪顯著提升。

☆遵守適量原則，三天設定一次休肝日

喝酒能夠轉換心情，紓解壓力，湧現幹勁，促進血液循環，容易入睡，這些都是它的優點。

不過，要想得到上述的效果且不損害健康，就要遵守適量的原則。以清酒一八〇毫升或啤酒中瓶一瓶（五〇〇毫升）、威士忌雙份一杯（六十毫升）、燒酒（原液）七分滿一杯、葡萄酒中型酒杯一杯（一八〇毫升）為限，這是適量。

同時，三天要設定一天完全不喝酒的休肝日。

酒會引發糖尿病的原因

出現高血糖時，醫師會叮嚀要少喝酒。酒有「萬病之藥」的說法，那麼，喝酒到底有哪些害處呢？

的確，一天喝一八〇毫升的清酒，對身心有好的影響，但是，如果持續飲酒過量，就會出現各種弊端。

①過度喝酒，會使血糖失控。對於高血糖對策或糖尿病治療而言，這是最大的問題點。

②因為喝酒而減少飯量，就會不健康的消瘦。結果，酒就會和砂糖一樣，立刻成為熱量的來源。以酒取代其他的食品，無法攝取到均衡的營養素，會使得高血糖狀態或糖尿病更為惡化。

③酒本身會損害胰臟。過度喝酒，容易罹患慢性胰臟炎。病情繼續進行，就會引起糖尿病（胰臟性糖尿病）。

④大量飲酒，會因為熱量過剩而使中性脂肪上升，進食太多時也會引起同樣的情況。因此，就算想要藉著限制食物的熱量來控制血糖，恐怕也是效果不彰。

COLUMN

有節制的健康飲酒法

毫不勉強的減少飲酒量

●設定休肝日的方法

減少喝酒的方法有兩種。一種是減少一次的飲用量，另一種方法是減少飲酒次數。如果減少一次飲用量的方法過於勉強，則要限制一個月或一週合計的飲酒量。

首先要設定能夠盡情喝酒與完全不喝酒的日子。例如每隔一天設定休肝日，一週設定3天不喝酒的休肝日，習慣後，增加為4天。

不喝酒的天數增加後，則只要喝比以前更少的酒，就會喝醉，結果就能夠減少酒量。

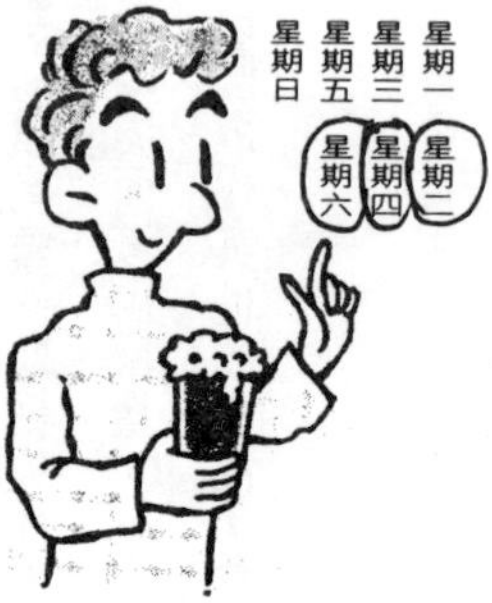

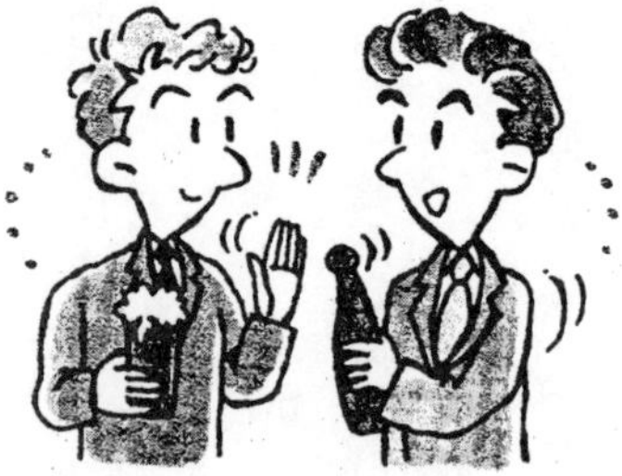

●經常交際應酬的人

杜絕交際應酬的機會，如果難以辦到，也要盡量減少參加的次數。

在餐宴上，不要一開始就「乾杯」，必須要先吃點食物再喝酒。避免彼此不停的敬酒，要盡量減少喝酒的機會。

●經常在家中喝酒的人

冰箱內是否冷藏許多冰啤酒呢？家中是否經常都儲存酒類飲料呢？是否隨時都有下酒菜呢？

重點就是要盡量減少與酒接觸的機會。

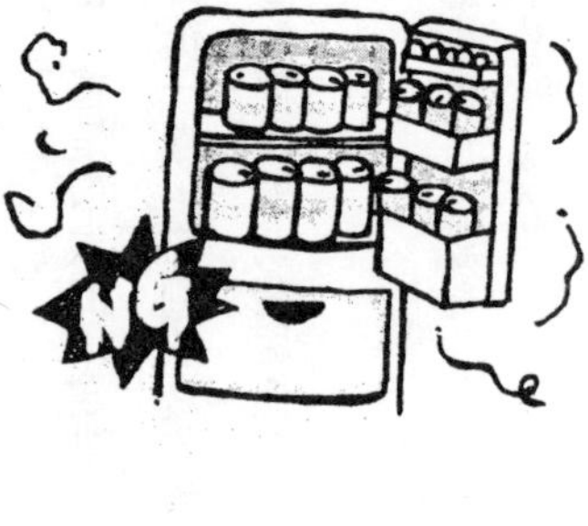

1天的適量是純酒精量約為20克左右

主要酒類所換算出的純酒精量（1次的適量是指其中的任何一種）

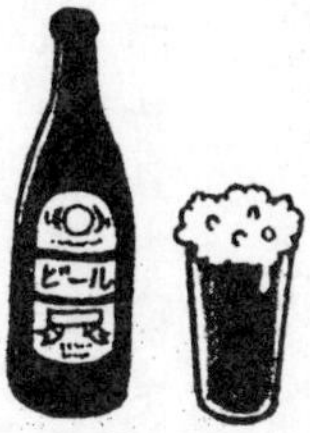

啤酒　中瓶1瓶（500ml）

酒精度數（淡色）4.6%
純酒精量19g
201kcal

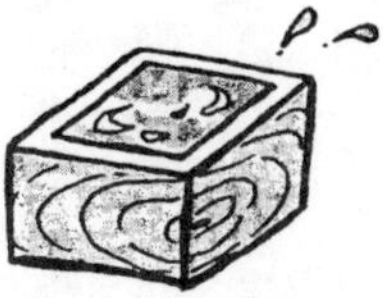

清酒　1合（180ml）

酒精度數（純釀造酒）12.3%
純酒精量22g
192kcal

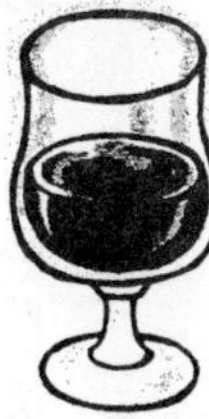

威士忌／白蘭地雙份
1杯（60ml）

酒精度數40.0%
純酒精量19g
135kcal

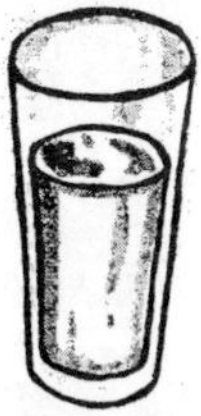

燒酒（25度）原液
1杯7分滿（120ml）

酒精度數25%
純酒精量24g
170kcal

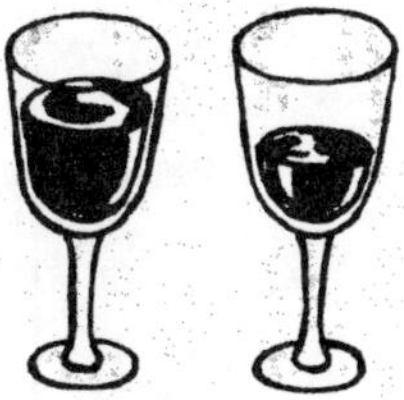

紅葡萄酒
中型酒杯$1\frac{1}{2}$杯（180ml）

酒精度數11.6%
純酒精量17g
131kcal

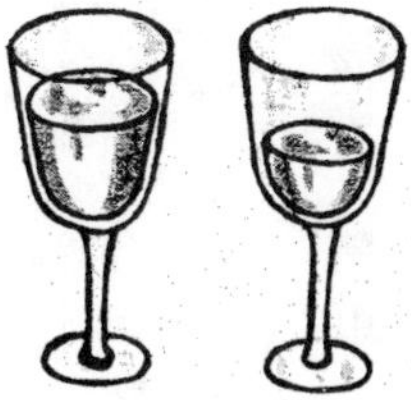

白葡萄酒
中型酒杯$1\frac{1}{2}$杯（180ml）

酒精度數11.4%
純酒精量16g
131kcal

一天快走三十分鐘以上的時間

不必使用任何道具也不必花錢的最簡便運動，就是快走。不僅能夠預防肥胖，同時具有穩定血糖和三酸甘油酯（一種中性脂肪）的作用。

☆運動對於預防肥胖及穩定血糖極具效果

最近是否覺得褲腰帶變緊了呢？爬樓梯是否容易喘氣呢？出門是否想要搭乘交通工具呢？一天當中是不是大部分的時間都是坐著呢？

上述的問題中只要有一項回答「是」，就表示你已經運動不足了。

持續運動不足，那麼，所攝取的醣類等營養素的代謝無法順暢進行，血糖值、血壓、血中膽固醇、血中三酸甘油酯、尿酸值等都會增加。

運動不足，當然是造成肥胖的一大原因。

糖尿病和生活習慣病的預防與治療，其基本就是要維持適當的體重。

首先就是要減少攝取熱量，其次是要活動身體，讓從飲食中所攝取的熱量迅速燃燒，避免讓多餘的熱量蓄積在體內。

☆快走是任何人都可以辦到的簡便運動

對於不擅長運動或不喜歡運動的人（肥胖的人多半不喜歡運動），要求其做需要特別體力與技術的運動，恐怕難以持之以恒。

建議各位，實踐任何人都可以輕鬆持續進行的一天快走三十分鏡以上的運動，將其納入生活中的一部分。

平常坐著時，一小時所消耗的熱量為六十大卡，而散步一小時可以消耗掉二百大卡的熱量。

這就相當於一大碗飯的熱量。輕鬆慢跑的話，則會消耗掉三百～四百大卡的熱量。以能夠輕微出汗的程度持續快走三十分鐘，就可以消耗掉一碗飯的熱量。

一天快走三十分鐘以上，是既簡單且效果極佳的運動。

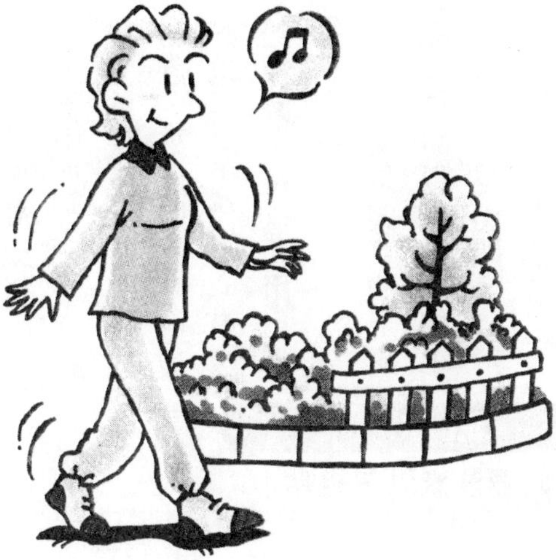

不論早晨或傍晚，一天當中進行三十分鐘以上的快走，將其當成日課。外出購物時，最好也是以步代車。東西較多時，可以利用小型推車。

如果是開車的上班族，則可以更換為搭車上班。提早出門，步行到車站。原本就搭車上下班的人，可以提早一站下車，步行到公司或回家。

午餐後，在工作地附近散散步，或走到較遠的商家去購物。

memo

走路時要注意以下幾點！

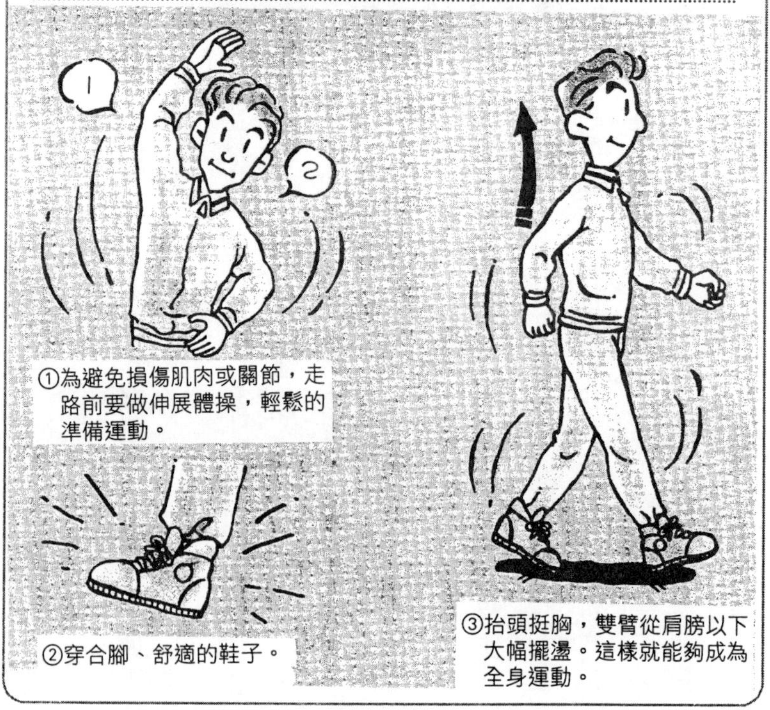
①
②
①為避免損傷肌肉或關節，走路前要做伸展體操，輕鬆的準備運動。
②穿合腳、舒適的鞋子。
③抬頭挺胸，雙臂從肩膀以下大幅擺盪。這樣就能夠成為全身運動。

❶不適合用來控制血糖的運動

高血糖對策和糖尿病的治療除了食物療法之外，運動療法也很重要。

但是，相反的，依血糖狀態和病情的不同，這些療法也可能會突然成為高血糖或低血糖的原因，導致血糖狀態或病情惡化，要注意。

尤其像短跑、舉重、踢足球、打橄欖球、相撲、劍道、柔道、摔角等無氧運動，都要禁止。

這些運動多半要憋氣，一氣呵成來完成動作，但是，氧來不及供給，所以，會對於神經和肌肉造成極大的負擔。

必須比賽力量、速度、高度等成績的競賽項目，會造成心理緊張，增加負擔。

這類需要一較長短的運動，都是非健康者要敬而遠之的運動。

尤其因為糖尿病而出現增殖視網膜症等進行性的視網膜症、血清肌酸酐較高的腎症、自律神經障礙等各種併發症的人，如果醫師沒有特別指示，請盡量少運動。

倒是高血糖的人，或是屬於2型糖尿病而沒有併發症、能夠順利控制血糖的人，或即使有併發症但程度輕微者，進行適度的運動能夠得到療效。

建議實行走路、慢跑、騎自行車、游泳等比較輕鬆的有氧運動。

COLUMN

「持續三十分鐘以上」快走，才能夠減少體脂肪

運動所需的熱量，主要是由脂肪和醣類供應。

開始運動最初的幾分鐘內，因為氧供應不足，因此，不需要氧的糖解（由醣類形成乳酸）會轉換為熱量。

醣類具有在必要時能夠立刻轉換為熱量的特徵，開始運動時，會迅速使用掉醣類。

持續運動後，接著就會使用血中脂肪當成熱量來源。血中脂肪不足時，則分布於全身脂肪細胞中的脂肪，也就是，體脂肪會被用來當成熱量。這時，體脂肪需要花三十分鐘的時間才會開始燃燒。

體脂肪是熱量的貯藏庫，會蓄積大量的熱量。因此，肥胖者其熱量來源十分的充足。

雖然體脂肪不像醣類一樣能夠立刻供給熱量，但是，卻能夠長時間持續供應熱量。

因此，想要減少體脂肪的人，要長時間持續運動，這樣就能夠有效的燃燒體脂肪。

中途不要休息，持續快走三十分鐘以上，待額頭冒汗時，體脂肪就會開始燃燒。

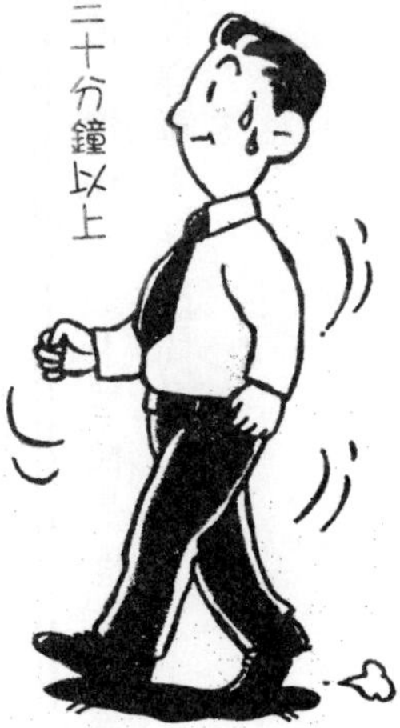

積極活用運動效果較高的樓梯

習慣使用電梯或手扶梯的人，要積極的使用樓梯。上下樓梯是程度稍強的運動。走路再加上利用樓梯，就更能夠消除運動不足的問題。

☆爬樓梯所消耗的熱量為走路的二倍

我們經常會利用車站、百貨公司或公司等處的樓梯。

當然，要到好幾層以上或以下的樓層，可以使用電梯或手扶梯，但是，如果只是上下幾層樓的高度，最好走路上下樓梯。

上下樓梯是程度稍強的運動。如果沒有心臟病或呼吸系統疾病的顧慮，則要積極的運用樓梯。

爬樓梯一分鐘，會消耗掉六大卡的熱量，為一般走路時所消耗掉熱量的二倍。而與快走相比，能夠提高三十％的熱量消耗。此外，運用到的關節和肌肉較多，需要全身用力，所以在短時間、短距離內就能夠得到很好的運動效果。

免費又有效果的運動，當然值得一試。

☆習慣後可以稍微增加負荷，向前邁進一步

很難確保運動時間的人，可以活用上下班途中車站的樓梯或公司的樓梯。即使是五～六層樓，也最好能夠走路上下樓梯。

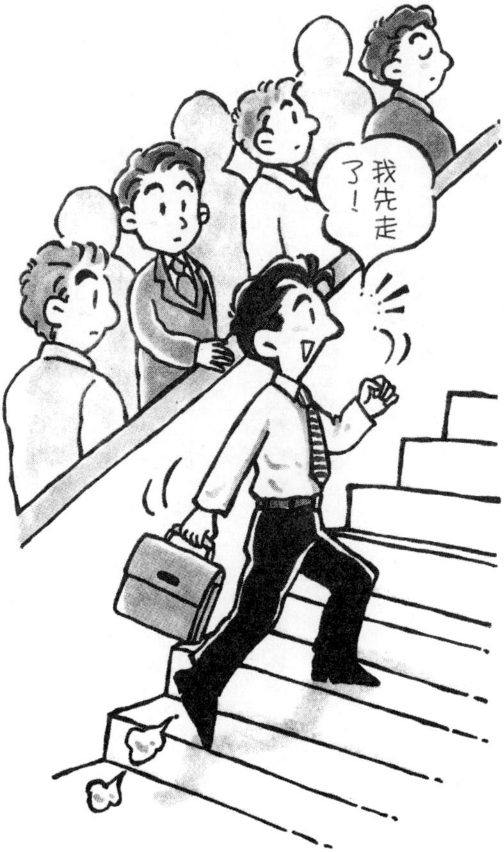

習慣利用樓梯之後，就可以更進一步的一次跨兩個階梯，或用腳尖爬樓梯，或快步上下樓梯。只要增加一些負荷，就能夠增加消耗的熱量，提高肌力訓練效果。

在家中也是一樣，以稍快的速度爬樓梯，可說是一種很好的運動。

評估是否該做運動的時刻

持續運動能夠使血糖值下降，因此，高血糖對策與糖尿病治療會鼓勵採用運動療法。

雖然運動很好，不過當身體狀況惡化時，就要避免運動。

出現以下的情況時，要避免運動。

- 無法順暢的控制血糖、血糖值不穩定。
- 血壓較高，收縮壓為一六〇㎜Hg以上。
- 有心律不整、狹心症、瓣膜障礙等心臟問題。
- 有時候意識模糊，甚至出現意識昏迷。
- 頭痛。
- 四肢抽筋。
- 四肢麻痺或難以活動。

- 有神經痛和腰痛的毛病。走路時，腳的疼痛變得嚴重。
- 眼睛視網膜出現增殖性變化，或出現新生血管的視網膜症。
- 腳有壞疽。
- 因為腎臟障礙而出現大量的蛋白尿。
- 因為腎臟障礙而出現浮腫。
- 因為腎臟障礙而使得血中的尿素或肌酸酐增加。
- 感冒。
- 感冒不癒。
- 發燒。
- 膝或腳關節有毛病。

在這些情況下做運動，會引起危險狀態。首先要治療這些症狀，待痊癒後再做運動。

一定要戒菸

菸會成為動脈硬化及其他許多疾病的原因，這是眾人皆知的事。一定要戒除「百害而無一利」的菸。

☆吸菸會使血管收縮，血壓上升

「利用工作空檔抽根菸，能夠消除緊張。」

這是嗜菸人士的辯解。雖然認為能夠消除壓力，但是，在體內卻反而會出現緊張狀態。

吸菸時，菸中所含的尼古丁、一氧化碳的作用，會使得自律神經中的交感神經受到刺激。交感神經是在身體採取防衛、攻擊態勢時發揮作用的神經，會使心跳加速，血管收縮，準備再次的攻擊。結果，造成血壓上升。吸菸後感覺元氣大增，就是因為進入攻擊態勢的緣故。

高血糖的人其血管容易受傷，是容易引起動脈硬化的狀態。如果又吸菸，則血中的ＨＤＬ膽固醇（好膽固醇）減少，ＬＤＬ膽固醇（壞膽固醇）增加，就會促進動脈硬化。

此外，菸中所含的焦油等致癌物質，也含有會引發肺癌或咽癌的危險性。

☆藉著適當的指導及戒菸輔助用品確實的戒菸

雖然再三強調吸菸的弊端，但是，愛抽菸的人總是很難戒除。

一些醫療設施或衛生所，會利用個別諮商或健康教室等進行戒菸指導。此外，也可以藉由閱讀有關書籍來戒菸，或前往醫療設施和衛生所諮詢。要確實的戒菸。

memo

什麼是尼古丁口香糖、尼古丁貼片

這些都稱為尼古丁代謝療法劑，也是用來治療尼古丁依賴症的藥物。尼古丁貼片是貼劑，而尼古丁口香糖則是口腔內貼劑。

使用時，會慢慢的減少藥劑量，在2～3個月內用完。

安全性較高，但孕婦不能使用。罹患心肌梗塞、腦梗塞、出血性胃潰瘍的人，要在病情穩定後才能使用。

在國外的一般藥局有販售，在日本則需經由醫師的診治，憑醫師的處方箋才能得到。而且不適用於健保範圍。標準用量的費用是二個月約需花三萬日圓。也許花得讓人有點心疼，但是為了延長壽命，這也是值得的花費。詳情請向相關醫療機構洽詢。

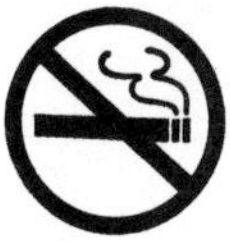

與其孤軍奮鬥，還不如接受專人的指導更能奏效。搭配市售的尼古丁口香糖或尼古丁貼片等戒菸輔助用品來進行戒菸，效果更好。

❗懷孕中禁止吸菸

最近女權高漲，很多職業婦女也擔負重責大任，承受了相當大的工作壓力。這也是造成現在女性吸菸人口暴增的一大原因。但是懷孕中吸菸，是十分危險的行為。原因如下。

①**生產異常** 孕婦吸菸，會造成早產、出血、破水異常、前置胎盤、常位胎盤早期剝離、週產期死亡等，母體、胎兒或新生兒都容易出現異常。

②**低體重兒** 孕婦吸菸，容易生下體重較輕的嬰兒（SFD兒）或低體重兒（體重未滿二五〇〇公克）。尤其一天抽十根菸以上的人，更要注意。

③**週產期死亡（perinatal death）** 懷孕二十八週以後死產或出生後不到一週死亡（早期新生兒死亡）的機率會提升。週產期死亡率為一・二〜一・四倍。總之，吸菸量越多，危險率也越高。

④**先天異常** 關於這一點，目前尚無一致的見解。但是根據報告顯示，吸菸者，尤其老

菸槍生下先天異常兒的機率較高。

⑤會因為糖尿病而使危險度大幅提升　吸菸再加上糖尿病，對於懷孕、生產所造成的不良影響及危險度更大。因此，建議各位要「斷然戒菸」。

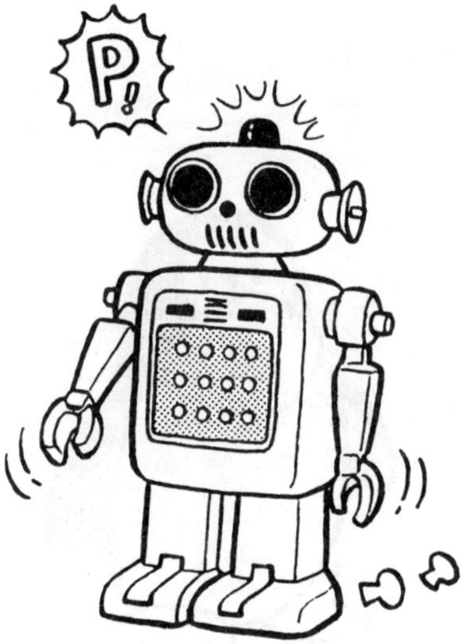

●作者介紹

後藤　由夫

弘前大學醫學部教授、東北大學醫學部教授，為東北厚生年金醫院院長，從1994年開始擔任該醫院顧問、名譽院長。為東北大學名譽教授。從1999年開始成為日本臨床內科醫會會長。歷任日本糖尿病學會、日本內科學會等的會長。適合一般大眾閱讀的著書包括『可怕的糖尿病併發症』，曾經獲得河北文化賞、哈格登賞等。

奈良　昌治

足利紅十字醫院院長。從1991年開始擔任現職。為日本身體檢查學會理事長、慶應義塾大學醫學部內科客座教授，兼任日本醫院公會副會長等。是厚生勞動省健康評估檢討委員會主席，同時也負責編纂本書的基礎『健康評估手冊』。

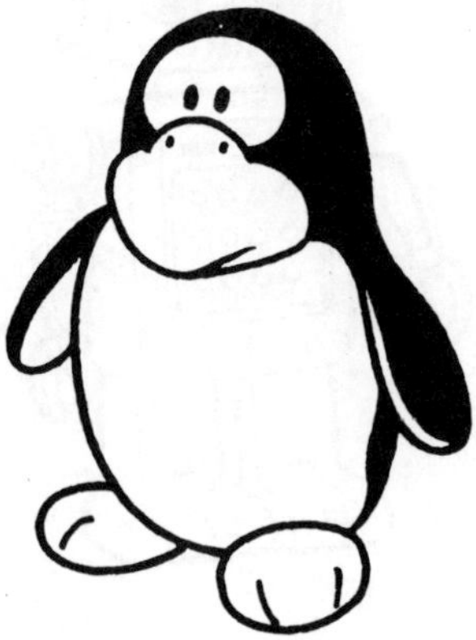

大展出版社有限公司 品冠文化出版社	圖書目錄

地址：台北市北投區（石牌）致遠一路二段 12 巷 1 號
電話：(02) 28236031 28236033 28233123
郵撥：01669551＜大展＞ 19346241＜品冠＞
傳真：(02) 28272069

・少年偵探・品冠編號 66

1.	怪盜二十面相	（精）	江戶川亂步著	特價 189 元
2.	少年偵探團	（精）	江戶川亂步著	特價 189 元
3.	妖怪博士	（精）	江戶川亂步著	特價 189 元
4.	大金塊	（精）	江戶川亂步著	特價 230 元
5.	青銅魔人	（精）	江戶川亂步著	特價 230 元
6.	地底魔術王	（精）	江戶川亂步著	特價 230 元
7.	透明怪人	（精）	江戶川亂步著	特價 230 元
8.	怪人四十面相	（精）	江戶川亂步著	特價 230 元
9.	宇宙怪人	（精）	江戶川亂步著	特價 230 元
10.	恐怖的鐵塔王國	（精）	江戶川亂步著	特價 230 元
11.	灰色巨人	（精）	江戶川亂步著	特價 230 元
12.	海底魔術師	（精）	江戶川亂步著	特價 230 元
13.	黃金豹	（精）	江戶川亂步著	特價 230 元
14.	魔法博士	（精）	江戶川亂步著	特價 230 元
15.	馬戲怪人	（精）	江戶川亂步著	特價 230 元
16.	魔人銅鑼	（精）	江戶川亂步著	特價 230 元
17.	魔法人偶	（精）	江戶川亂步著	特價 230 元
18.	奇面城的秘密	（精）	江戶川亂步著	特價 230 元
19.	夜光人	（精）	江戶川亂步著	特價 230 元
20.	塔上的魔術師	（精）	江戶川亂步著	特價 230 元
21.	鐵人Ｑ	（精）	江戶川亂步著	特價 230 元
22.	假面恐怖王	（精）	江戶川亂步著	特價 230 元
23.	電人Ｍ	（精）	江戶川亂步著	特價 230 元
24.	二十面相的詛咒	（精）	江戶川亂步著	特價 230 元
25.	飛天二十面相	（精）	江戶川亂步著	特價 230 元
26.	黃金怪獸	（精）	江戶川亂步著	特價 230 元

・生活廣場・品冠編號 61

1.	366 天誕生星	李芳黛譯	280 元
2.	366 天誕生花與誕生石	李芳黛譯	280 元
3.	科學命相	淺野八郎著	220 元

4.	已知的他界科學	陳蒼杰譯	220 元
5.	開拓未來的他界科學	陳蒼杰譯	220 元
6.	世紀末變態心理犯罪檔案	沈永嘉譯	240 元
7.	366 天開運年鑑	林廷宇編著	230 元
8.	色彩學與你	野村順一著	230 元
9.	科學手相	淺野八郎著	230 元
10.	你也能成為戀愛高手	柯富陽編著	220 元
11.	血型與十二星座	許淑瑛編著	230 元
12.	動物測驗—人性現形	淺野八郎著	200 元
13.	愛情、幸福完全自測	淺野八郎著	200 元
14.	輕鬆攻佔女性	趙奕世編著	230 元
15.	解讀命運密碼	郭宗德著	200 元
16.	由客家了解亞洲	高木桂藏著	220 元

・女醫師系列・品冠編號 62

1.	子宮內膜症	國府田清子著	200 元
2.	子宮肌瘤	黑島淳子著	200 元
3.	上班女性的壓力症候群	池下育子著	200 元
4.	漏尿、尿失禁	中田真木著	200 元
5.	高齡生產	大鷹美子著	200 元
6.	子宮癌	上坊敏子著	200 元
7.	避孕	早乙女智子著	200 元
8.	不孕症	中村春根著	200 元
9.	生理痛與生理不順	堀口雅子著	200 元
10.	更年期	野末悅子著	200 元

・傳統民俗療法・品冠編號 63

1.	神奇刀療法	潘文雄著	200 元
2.	神奇拍打療法	安在峰著	200 元
3.	神奇拔罐療法	安在峰著	200 元
4.	神奇艾灸療法	安在峰著	200 元
5.	神奇貼敷療法	安在峰著	200 元
6.	神奇薰洗療法	安在峰著	200 元
7.	神奇耳穴療法	安在峰著	200 元
8.	神奇指針療法	安在峰著	200 元
9.	神奇藥酒療法	安在峰著	200 元
10.	神奇藥茶療法	安在峰著	200 元
11.	神奇推拿療法	張貴荷著	200 元
12.	神奇止痛療法	漆 浩 著	200 元

・常見病藥膳調養叢書・品冠編號 631

1. 脂肪肝四季飲食　蕭守貴著　200元
2. 高血壓四季飲食　秦玖剛著　200元
3. 慢性腎炎四季飲食　魏從強著　200元
4. 高脂血症四季飲食　薛輝著　200元
5. 慢性胃炎四季飲食　馬秉祥著　200元
6. 糖尿病四季飲食　王耀獻著　200元
7. 癌症四季飲食　李忠著　200元

・彩色圖解保健・品冠編號 64

1. 瘦身　主婦之友社　300元
2. 腰痛　主婦之友社　300元
3. 肩膀痠痛　主婦之友社　300元
4. 腰、膝、腳的疼痛　主婦之友社　300元
5. 壓力、精神疲勞　主婦之友社　300元
6. 眼睛疲勞、視力減退　主婦之友社　300元

・心 想 事 成・品冠編號 65

1. 魔法愛情點心　結城莫拉著　120元
2. 可愛手工飾品　結城莫拉著　120元
3. 可愛打扮 & 髮型　結城莫拉著　120元
4. 撲克牌算命　結城莫拉著　120元

・熱 門 新 知・品冠編號 67

1. 圖解基因與 DNA　(精)　中原英臣 主編　230元
2. 圖解人體的神奇　(精)　米山公啟 主編　230元
3. 圖解腦與心的構造　(精)　永田和哉 主編　230元
4. 圖解科學的神奇　(精)　鳥海光弘 主編　230元
5. 圖解數學的神奇　(精)　柳 谷 晃 著　250元
6. 圖解基因操作　(精)　海老原充 主編　230元
7. 圖解後基因組　(精)　才園哲人 著　230元

・法律專欄連載・大展編號 58

台大法學院　法律學系／策劃
法律服務社／編著

1. 別讓您的權利睡著了(1)　200元
2. 別讓您的權利睡著了(2)　200元

・武 術 特 輯・大展編號 10

1. 陳式太極拳入門　馮志強編著　180元

2.	武式太極拳	郝少如編著	200 元
3.	練功十八法入門	蕭京凌編著	120 元
4.	教門長拳	蕭京凌編著	150 元
5.	跆拳道	蕭京凌編譯	180 元
6.	正傳合氣道	程曉鈴譯	200 元
~~7.~~	~~圖解雙節棍~~	~~陳銘遠著~~	~~150 元~~
8.	格鬥空手道	鄭旭旭編著	200 元
9.	實用跆拳道	陳國榮編著	200 元
10.	武術初學指南	李文英、解守德編著	250 元
11.	泰國拳	陳國榮著	180 元
12.	中國式摔跤	黃　斌編著	180 元
13.	太極劍入門	李德印編著	180 元
14.	太極拳運動	運動司編	250 元
15.	太極拳譜	清・王宗岳等著	280 元
16.	散手初學	冷　峰編著	200 元
17.	南拳	朱瑞琪編著	180 元
18.	吳式太極劍	王培生著	200 元
19.	太極拳健身與技擊	王培生著	250 元
20.	秘傳武當八卦掌	狄兆龍著	250 元
21.	太極拳論譚	沈　壽著	250 元
22.	陳式太極拳技擊法	馬　虹著	250 元
23.	二十四式/三十二式太極拳/劍	闞桂香著	180 元
24.	楊式秘傳 129 式太極長拳	張楚全著	280 元
25.	楊式太極拳架詳解	林炳堯著	280 元
26.	華佗五禽劍	劉時榮著	180 元
27.	太極拳基礎講座：基本功與簡化 24 式	李德印著	250 元
28.	武式太極拳精華	薛乃印著	200 元
29.	陳式太極拳拳理闡微	馬　虹著	350 元
30.	陳式太極拳體用全書	馬　虹著	400 元
31.	張三豐太極拳	陳占奎著	200 元
32.	中國太極推手	張　山主編	300 元
33.	48 式太極拳入門	門惠豐編著	220 元
34.	太極拳奇人奇功	嚴翰秀編著	250 元
35.	心意門秘籍	李新民編著	220 元
36.	三才門乾坤戊己功	王培生編著	220 元
37.	武式太極劍精華 +VCD	薛乃印編著	350 元
38.	楊式太極拳	傅鐘文演述	200 元
39.	陳式太極拳、劍 36 式	闞桂香編著	250 元
40.	正宗武式太極拳	薛乃印著	220 元
41.	杜元化<太極拳正宗>考析	王海洲等著	300 元
42.	<珍貴版>陳式太極拳	沈家楨著	280 元
43.	24 式太極拳＋VCD	中國國家體育總局著	350 元
44.	太極推手絕技	安在峰編著	250 元
45.	孫祿堂武學錄	孫祿堂著	300 元

46. <珍貴本>陳式太極拳精選	馮志強著	280 元
47. 武當趙保太極拳小架	鄭悟清傳授	250 元
48. 太極拳習練知識問答	邱丕相主編	220 元
49. 八法拳 八法槍	武世俊著	220 元
50. 地趟拳+VCD	張憲政著	350 元
51. 四十八式太極拳+VCD	楊 靜演示	400 元
52. 三十二式太極劍+VCD	楊 靜演示	350 元
53. 隨曲就伸 中國太極拳名家對話錄	余功保著	300 元
54. 陳式太極拳五動八法十三勢	闞桂香著	200 元

・彩色圖解太極武術・大展編號 102

1. 太極功夫扇	李德印編著	220 元
2. 武當太極劍	李德印編著	220 元
3. 楊式太極劍	李德印編著	220 元
4. 楊式太極刀	王志遠著	220 元
5. 二十四式太極拳(楊式)+VCD	李德印編著	350 元
6. 三十二式太極劍(楊式)+VCD	李德印編著	350 元
7. 四十二式太極劍+VCD	李德印編著	
8. 四十二式太極拳+VCD	李德印編著	

・國際武術競賽套路・大展編號 103

1. 長拳	李巧玲執筆	220 元
2. 劍術	程慧琨執筆	220 元
3. 刀術	劉同為執筆	220 元
4. 槍術	張躍寧執筆	220 元
5. 棍術	殷玉柱執筆	220 元

・簡化太極拳・大展編號 104

1. 陳式太極拳十三式	陳正雷編著	200 元
2. 楊式太極拳十三式	楊振鐸編著	200 元
3. 吳式太極拳十三式	李秉慈編著	200 元
4. 武式太極拳十三式	喬松茂編著	200 元
5. 孫式太極拳十三式	孫劍雲編著	200 元
6. 趙堡式太極拳十三式	王海洲編著	200 元

・中國當代太極拳名家名著・大展編號 106

1. 太極拳規範教程	李德印著	550 元
2. 吳式太極拳詮真	王培生著	500 元
3. 武式太極拳詮真	喬松茂著	

・名師出高徒・大展編號 111

1.	武術基本功與基本動作	劉玉萍編著	200 元
2.	長拳入門與精進	吳彬等著	220 元
3.	劍術刀術入門與精進	楊柏龍等著	220 元
4.	棍術、槍術入門與精進	邱丕相編著	220 元
5.	南拳入門與精進	朱瑞琪編著	220 元
6.	散手入門與精進	張山等著	220 元
7.	太極拳入門與精進	李德印編著	280 元
8.	太極推手入門與精進	田金龍編著	220 元

・實用武術技擊・大展編號 112

1.	實用自衛拳法	溫佐惠著	250 元
2.	搏擊術精選	陳清山等著	220 元
3.	秘傳防身絕技	程崑彬著	230 元
4.	振藩截拳道入門	陳琦平著	220 元
5.	實用擒拿法	韓建中著	220 元
6.	擒拿反擒拿 88 法	韓建中著	250 元
7.	武當秘門技擊術入門篇	高翔著	250 元
8.	武當秘門技擊術絕技篇	高翔著	250 元

・中國武術規定套路・大展編號 113

1.	螳螂拳	中國武術系列	300 元
2.	劈掛拳	規定套路編寫組	300 元
3.	八極拳	國家體育總局	250 元

・中華傳統武術・大展編號 114

1.	中華古今兵械圖考	裴錫榮主編	280 元
2.	武當劍	陳湘陵編著	200 元
3.	梁派八卦掌（老八掌）	李子鳴遺著	220 元
4.	少林 72 藝與武當 36 功	裴錫榮主編	230 元
5.	三十六把擒拿	佐藤金兵衛主編	200 元
6.	武當太極拳與盤手 20 法	裴錫榮主編	220 元

・少 林 功 夫・大展編號 115

1.	少林打擂秘訣	德虔、素法編著	300 元
2.	少林三大名拳 炮拳、大洪拳、六合拳	門惠豐等著	200 元
3.	少林三絕 氣功、點穴、擒拿	德虔編著	300 元
4.	少林怪兵器秘傳	素法等著	250 元
5.	少林護身暗器秘傳	素法等著	220 元

6. 少林金剛硬氣功　楊維編著　250 元
7. 少林棍法大全　德虔、素法編著　250 元
8. 少林看家拳　德虔、素法編著　250 元
9. 少林正宗七十二藝　德虔、素法編著　280 元
10. 少林瘋魔棍闡宗　馬德著　250 元

・原地太極拳系列・大展編號 11

1. 原地綜合太極拳 24 式　胡啟賢創編　220 元
2. 原地活步太極拳 42 式　胡啟賢創編　200 元
3. 原地簡化太極拳 24 式　胡啟賢創編　200 元
4. 原地太極拳 12 式　胡啟賢創編　200 元
5. 原地青少年太極拳 22 式　胡啟賢創編　220 元

・道 學 文 化・大展編號 12

1. 道在養生：道教長壽術　郝勤等著　250 元
2. 龍虎丹道：道教內丹術　郝勤著　300 元
3. 天上人間：道教神仙譜系　黃德海著　250 元
4. 步罡踏斗：道教祭禮儀典　張澤洪著　250 元
5. 道醫窺秘：道教醫學康復術　王慶餘等著　250 元
6. 勸善成仙：道教生命倫理　李剛著　250 元
7. 洞天福地：道教宮觀勝境　沙銘壽著　250 元
8. 青詞碧簫：道教文學藝術　楊光文等著　250 元
9. 沈博絕麗：道教格言精粹　朱耕發等著　250 元

・易 學 智 慧・大展編號 122

1. 易學與管理　余敦康主編　250 元
2. 易學與養生　劉長林等著　300 元
3. 易學與美學　劉綱紀等著　300 元
4. 易學與科技　董光壁著　280 元
5. 易學與建築　韓增祿著　280 元
6. 易學源流　鄭萬耕著　280 元
7. 易學的思維　傅雲龍等著　250 元
8. 周易與易圖　李申著　250 元
9. 中國佛教與周易　王仲堯著　350 元
10. 易學與儒學　任俊華著　350 元
11. 易學與道教符號揭秘　詹石窗著　350 元

・神 算 大 師・大展編號 123

1. 劉伯溫神算兵法　應涵編著　280 元
2. 姜太公神算兵法　應涵編著　280 元

3.	鬼谷子神算兵法	應涵編著	280 元
4.	諸葛亮神算兵法	應涵編著	280 元

・秘傳占卜系列・大展編號 14

1.	手相術	淺野八郎著	180 元
2.	人相術	淺野八郎著	180 元
3.	西洋占星術	淺野八郎著	180 元
4.	中國神奇占卜	淺野八郎著	150 元
5.	夢判斷	淺野八郎著	150 元
6.	前世、來世占卜	淺野八郎著	150 元
7.	法國式血型學	淺野八郎著	150 元
8.	靈感、符咒學	淺野八郎著	150 元
9.	紙牌占卜術	淺野八郎著	150 元
10.	ESP 超能力占卜	淺野八郎著	150 元
11.	猶太數的秘術	淺野八郎著	150 元
12.	新心理測驗	淺野八郎著	160 元
13.	塔羅牌預言秘法	淺野八郎著	200 元

・趣味心理講座・大展編號 15

1.	性格測驗（1） 探索男與女	淺野八郎著	140 元
2.	性格測驗（2） 透視人心奧秘	淺野八郎著	140 元
3.	性格測驗（3） 發現陌生的自己	淺野八郎著	140 元
4.	性格測驗（4） 發現你的真面目	淺野八郎著	140 元
5.	性格測驗（5） 讓你們吃驚	淺野八郎著	140 元
6.	性格測驗（6） 洞穿心理盲點	淺野八郎著	140 元
7.	性格測驗（7） 探索對方心理	淺野八郎著	140 元
8.	性格測驗（8） 由吃認識自己	淺野八郎著	160 元
9.	性格測驗（9） 戀愛知多少	淺野八郎著	160 元
10.	性格測驗（10）由裝扮瞭解人心	淺野八郎著	160 元
11.	性格測驗（11）敲開內心玄機	淺野八郎著	140 元
12.	性格測驗（12）透視你的未來	淺野八郎著	160 元
13.	血型與你的一生	淺野八郎著	160 元
14.	趣味推理遊戲	淺野八郎著	160 元
15.	行為語言解析	淺野八郎著	160 元

・婦 幼 天 地・大展編號 16

1.	八萬人減肥成果	黃靜香譯	180 元
2.	三分鐘減肥體操	楊鴻儒譯	150 元
3.	窈窕淑女美髮秘訣	柯素娥譯	130 元
4.	使妳更迷人	成 玉譯	130 元
5.	女性的更年期	官舒妍編譯	160 元

6. 胎內育兒法	李玉瓊編譯	150元
7. 早產兒袋鼠式護理	唐岱蘭譯	200元
9. 初次育兒 12 個月	婦幼天地編譯組	180元
10. 斷乳食與幼兒食	婦幼天地編譯組	180元
11. 培養幼兒能力與性向	婦幼天地編譯組	180元
12. 培養幼兒創造力的玩具與遊戲	婦幼天地編譯組	180元
13. 幼兒的症狀與疾病	婦幼天地編譯組	180元
14. 腿部苗條健美法	婦幼天地編譯組	180元
15. 女性腰痛別忽視	婦幼天地編譯組	150元
16. 舒展身心體操術	李玉瓊編譯	130元
17. 三分鐘臉部體操	趙薇妮著	160元
18. 生動的笑容表情術	趙薇妮著	160元
19. 心曠神怡減肥法	川津祐介著	130元
20. 內衣使妳更美麗	陳玄茹譯	130元
21. 瑜伽美姿美容	黃靜香編著	180元
22. 高雅女性裝扮學	陳珮玲譯	180元
23. 蠶糞肌膚美顏法	梨秀子著	160元
24. 認識妳的身體	李玉瓊譯	160元
25. 產後恢復苗條體態	居理安・芙萊喬著	200元
26. 正確護髮美容法	山崎伊久江著	180元
27. 安琪拉美姿養生學	安琪拉蘭斯博瑞著	180元
28. 女體性醫學剖析	增田豐著	220元
29. 懷孕與生產剖析	岡部綾子著	180元
30. 斷奶後的健康育兒	東城百合子著	220元
31. 引出孩子幹勁的責罵藝術	多湖輝著	170元
32. 培養孩子獨立的藝術	多湖輝著	170元
33. 子宮肌瘤與卵巢囊腫	陳秀琳編著	180元
34. 下半身減肥法	納他夏・史達賓著	180元
35. 女性自然美容法	吳雅菁編著	180元
36. 再也不發胖	池園悅太郎著	170元
37. 生男生女控制術	中垣勝裕著	220元
38. 使妳的肌膚更亮麗	楊　皓編著	170元
39. 臉部輪廓變美	芝崎義夫著	180元
40. 斑點、皺紋自己治療	高須克彌著	180元
41. 面皰自己治療	伊藤雄康著	180元
42. 隨心所欲瘦身冥想法	原久子著	180元
43. 胎兒革命	鈴木丈織著	180元
44. NS 磁氣平衡法塑造窈窕奇蹟	古屋和江著	180元
45. 享瘦從腳開始	山田陽子著	180元
46. 小改變瘦 4 公斤	宮本裕子著	180元
47. 軟管減肥瘦身	高橋輝男著	180元
48. 海藻精神秘美容法	劉名揚編著	180元
49. 肌膚保養與脫毛	鈴木真理著	180元
50. 10 天減肥 3 公斤	彤雲編輯組	180元

國家圖書館出版品預行編目資料

高血糖值健康診療／後藤由夫、奈良昌治著；李久霖譯
－初版－臺北市，大展，民 93
面；21 公分－（健康加油站；8）
譯自：血糖値が高めですよと言われた人の本
ISBN 957-468-310-9（平裝）
1. 糖尿病
415.85　　93007865

高血糖值健康診療

ISBN 957-468-310-9

著 作 者／後藤由夫、奈良昌治
譯　　者／李 久 霖
發 行 人／蔡 森 明
出 版 者／大展出版社有限公司
社　　址／台北市北投區（石牌）致遠一路 2 段 12 巷 1 號
電　　話／(02) 28236031・28236033・28233123
傳　　真／(02) 28272069
郵政劃撥／01669551
網　　址／www.dah-jaan.com.tw
E-mail／service@dah-jaan.com.tw
登 記 證／局版臺業字第 2171 號
承 印 者／國順文具印刷行
裝　　訂／協億印製廠股份有限公司
排 版 者／千兵企業有限公司
初版1刷／2004 年（民 93 年） 8 月

定 價／200 元